# ESSAI

DE

# THÉRAPEUTIQUE POSITIVE

BASÉE SUR L'EXAMEN

## DE L'URINE ET DES PRODUITS MORBIDES

PAR

LE DOCTEUR M. CONAN

PARIS

LIBRAIRIE J.-B. BAILLIÈRE ET FILS

19, rue Hautefeuille, près du boulevard St-Germain

1876

Cet ouvrage est divisé en une introduction et trois parties ; dans l'introduction nous avons exposé les idées générales qui sont comme la base de ce livre.

La première partie renferme l'étude des principes de l'urine à l'état normal.

La deuxième, le manuel opératoire qui nous est propre.

La troisième, les faits cliniques.

# ESSAI

DE

# THÉRAPEUTIQUE POSITIVE

BASÉE

SUR L'EXAMEN DE L'URINE ET DES PRODUITS MORBIDES

Paris. Typ. A. Parent, rue Monsieur-le-Prince, 31.

# ESSAI

DE

# THÉRAPEUTIQUE POSITIVE

BASÉE

SUR L'EXAMEN DE L'URINE ET DES PRODUITS MORBIDES

## INTRODUCTION.

### Exposition de la doctrine.

La médecine, que je confonds avec la thérapeutique, est l'art de guérir. De tout temps les hommes ont cherché, contre leurs maux, des moyens de soulagement ou de guérison ; mais leurs efforts ont été le plus souvent stériles, faute d'un guide et d'une méthode sûrs. Or ce guide, cette méthode, la médecine a toujours cru les trouver, mais à tort, dans l'expérimentation clinique seule (1). De ce qu'un médicament a guéri tel organisme malade, pouvons-nous sérieusement conclure qu'il aura

(1) Je laisse de côté l'expérimentation sur les animaux, celle-ci donnera, comme elle l'a déjà fait, entre les mains des savants illustres que nous connaissons tous, des résultats intéressants, curieux et utiles à enregistrer ; mais la thérapeutique n'en retirera, je le crains, que de médiocres avantages.

identiquement la même action sur une maladie que, par ignorance, nous déclarons être la même? Qui ne sait qu'il n'existe pas, à proprement parler, de spécifiques de maladies, mais seulement des spécifiques de malades? Qui ne sait, pour s'en tenir aux spécifiques les plus vantés, que, dans nos climats au moins, le sulfate de quinine ne guérit pas toutes les fièvres intermittentes, le mercure et l'iodure de potassium toutes les syphilis, le fer et le quinquina toutes les chloroses? Il faut dans ces cas rebelles, plus nombreux qu'on ne le pense ou qu'on ne l'avoue, administrer d'autres médicaments mieux appropriés à la maladie, et variant avec chaque cas individuel; et cependant les propriétés vraies ou fausses des médicaments, propriétés soi-disant reconnues au lit des malades et transmises par une longue tradition, sont encore le fonds commun sur lequel vit et végète la médecine ordinaire. Le hasard et l'empirisme sont encore les grands maîtres de l'allopathie, et il faut attendre jusqu'à Hanhemann, c'est-à-dire de nos jours, pour trouver un guide sûr et une méthode positive dans ses indications thérapeutiques, pour savoir :

1° Qu'avant de donner à un organisme malade un médicament nouveau, il est indispensable de connaître les changements que celui-ci est capable de produire sur un organisme sain;

2° Que la thérapeutique, comme les autres sciences, est soumise à des lois fixes, invariables;

3° Qu'une de ces lois, la plus importante sans doute, celle de l'analogie symptomatique du médicament et de la maladie, nous est enfin connue;

4° Que tous les médicaments longtemps broyés, s'ils sont solides, ou agités, s'ils sont liquides, se dissolvent à un certain degré d'atténuation dans l'alcool, et que ce mode de préparation exalte leurs propriétés, en fait apparaître de nouvelles, et leur communique une force de pénétration intra-organique véritablement extraordinaire, et non encore reconnue jusque-là.

Telles sont les grandes vérités que le génie d'Hahnemann a su découvrir et mettre en lumière. D'autres sans doute les ont soupçonnées, mais à lui l'immortel honneur d'avoir affirmé ces grands principes, de les avoir mis hors de doute par d'admirables travaux; d'avoir enfin jeté les fondements de la véritable thérapeutique.

Pénétrons plus avant dans sa doctrine. Pour Hahnemann, tout état morbide se manifeste au dehors par des phénomènes extérieurs correspondant à des troubles internes, phénomènes que l'on est convenu d'appeler symptômes. A part quelques indications générales, la médecine ordinaire ne voit en eux qu'un moyen de diagnostic de la maladie, mais non du remède à lui opposer. Hahnemann comprit que ces symptômes étaient le véritable langage de la nature souffrante, et que leur étude attentive, exacte, minutieuse, devait être le point de départ de toute recherche clinique. Ce point établi, comment comprendre qu'il ait fallu des siècles pour asseoir cette vérité si simple : que, si l'on veut découvrir l'action d'un médicament, il faut d'abord l'expérimenter seul et non uni à un autre, de façon à connaître avec certitude la physionomie particulière spéciale à chacun d'eux (1).

Avec ces données, et la loi du *similia similibus* comme base, il semble que les tableaux des maladies artificielles ou médicamenteuses constituant la matière médicale pure, et que le génie du maître nous a légués, devraient être un guide assuré et commode pour la recherche du médicament approprié. Plût à Dieu qu'il en fût toujours ainsi; cette étude, si simple en apparence, est, au contraire, entourée d'immenses difficultés. « Ce n'est point « assez qu'à chaque page on rencontre des séries « entières de symptômes analogues, dont les masses « confuses portent le trouble dans le cerveau, et « rendent incertain du choix qu'on doit faire.

« Lorsque, après de longues recherches, on croit « avoir trouvé enfin le médicament convenable, « souvent encore on voit ses espérances déçues, le « remède ne produit aucun résultat favorable, et il « ne le pouvait point parce que, dans l'analogie

(1) Quant à l'action si puissante des doses infinitésimales résultant de leur mode de préparation, la médecine ordinaire la nie sans vouloir la contrôler ; cette action, peut-être invraisemblable, n'en est pas moins réelle, chacun peut et doit la vérifier.

« frappante entre ceux de ses effets auxquels on a « eu égard, et les symptômes de la maladie, on « s'était attaché uniquement à des phénomènes « accidentels ou accessoires, au lieu de ne prendre « en considération que ceux qui le caractérisent et « tiennent à son essence même » (Jahr, Manuel, 1834, Préface).

Aussi peut-on dire de l'homœopathie, qu'elle est à la fois une science et un art : une science, par le degré de certitude relative auquel elle est parvenue ; un art, par la difficulté quelquefois extraordinaire de son application.

Cette difficulté dans le choix des médicaments se manifeste à chaque pas, mais nulle part avec plus d'évidence que dans les maladies chroniques, alors qu'une succession progressive de désordres organiques engendre peu à peu de nouveaux symptômes.

Comment distinguer parmi ces derniers ceux qui doivent entraîner notre choix ? Que d'incertitudes encore et que d'erreurs !

C'est dans ces cas difficiles qu'il faut multiplier les points de repère et mettre à profit les armes que les progrès de la science moderne ont mises entre nos mains. Je veux parler de l'examen microscopique et de l'analyse chimique de l'urine et des produits morbides.

Le microscope et l'analyse chimique seront étudiés par nous un peu plus loin ; leurs noms ne sont ici prononcés que pour faire connaître les idées générales qui constituent le fonds même de ce livre, et qu'il nous faut maintenant exposer.

Toutes les sciences, croyons-nous, ont entre elles des liens réciproques ; elles se prêtent un mutuel secours, et la connaissance de toutes est utile pour la possession plus complète de chacune d'elles en particulier. La médecine ne peut être abordée et comprise qu'après l'étude d'autres sciences dites accessoires, telles que l'histoire naturelle, la physique, la chimie, etc. C'est qu'en effet il existe un rapport, un lien secret entre les propriétés physiques et chimiques des corps et les propriétés vitales, physiologiques et curatives que nous leur connaissons. Le soufre, qui chimiquement se combine au plomb pour former un sulfure, est le meilleur antidote de l'empoisonnement saturnin. La bile, qui chimiquement détache les matières grasses, concourt dans l'intestin à émulsionner celles-ci. L'acide nitrique, qui coagule l'albumine, est, dans certaines circonstances, le meilleur remède à employer contre l'albuminurie. Le perchlorure de fer, qui arrête quelquefois les hémorrhagies, n'est-il pas un coagulant chimique du sang? Les alcalis, excellents contre la goutte, ne dissolvent-ils pas l'acide urique des urines (1)? Je pourrais multiplier ces exemples ;

(1) Le Dr Roberts trouva que de très-faibles solutions de carbonates alcalins dissolvaient très-rapidement les calculs d'acide urique, tandis que les mêmes solutions, plus concentrées, échouaient complètement. Pour savoir quel était le degré de solution convenable, on mit dans des flacons de

tout en se gardant bien de tomber dans les rèveries des iatro-chimistes, ce serait une erreur grave de méconnaître la valeur des phénomènes chimiques qu'il nous est permis de vérifier et de ne pas chercher à les rattacher aux phénomènes physiologi-

300 grammes de capacité, de petits fragments de calculs de 2 à 6 et 8 grammes : on y ajouta du carbonate de potasse et de soude de diverses forces en maintenant toujours la température à celle de la chaleur du sang. On continua pendant longtemps l'expérience et on faisait passer ainsi journellement sur le calcul de 4 à 8 litres de liquide dissolvant. On reconnut alors qu'avec une solution de la force de 6 à 7 gr. pour 500 on n'obtenait aucun effet ; avec 5 gr. on avait très-peu d'effet produit, mais avec des solutions de 3 à 4 gr. pour 500 grammes d'eau on dissolvait facilement les fragments. On remarqua que dans les solutions concentrées il se formait presque immédiatement, tout autour du calcul, une croûte blanchâtre qui empêchait toute action dissolvante ultérieure. Avec une solution de 6 à 7 gr. cette couche était dense, tenace, et il était difficile de la détacher de la surface sous-jacente. Si l'on avait employé une solution de 5 gr. par demi-litre, la croûte formée s'écaillait facilement. Avec une solution de 4 grammes on n'obtenait pas d'incrustation et la pierre se dissolvait lentement, ou bien se fragmentait en flocons libres répandus dans le liquide et n'offrait aucun obstacle à la dissolution. On reconnut à l'analyse que cette croûte était entièrement formée de biurates de potasse et de soude ; cela tenait à ce que les biurates alcalins sont presque insolubles dans les solutions alcalines de moyenne concentration, et ne se dissolvent que dans les solutions très-étendues. Dans les solutions fortes ils forment au calcul un revêtement insoluble qui empêche toute dissolution ultérieure. Dans les solutions les plus faibles le calcul se dissout, sa surface reste nette, et la dissolution se fait sans que rien vienne y faire obstacle.

(Roberts. *Arch. of medicine*, vol. III. Beale, p. 469.)

ques des agents médicamenteux. Or, ce qui est vrai pour les éléments chimiques de l'économie, l'est également pour les éléments anatomiques. Un exemple fera mieux comprendre ma pensée. Qu'un expérimentateur en bonne santé prenne chaque jour quelques doses d'un médicament énergique, celui-ci déterminera au dehors un certain nombre de symptômes correspondant à certaines lésions ou altérations anatomiques profondes, telles que : la vascularisation de certains tissus, l'élimination de certains épithéliums; enfin, des désordres internes divers en rappport avec le choix du médicament et la durée de l'expérience. Si, d'autre part, un malade présente à l'observateur des symptômes ou phénomènes extérieurs analogues, il n'est pas absurde de supposer que l'organisme puisse offrir des lésions internes analogues à celles produites par le médicament expérimenté.

Or, si, par un procédé quelconque, on peut retrouver ces produits morbides, ces éléments anatomiques, les corps qui, pris à l'intérieur, auraient été capables de déterminer leur élimination ou leur destruction, sont ceux qui, sous le microscope, dans un verre à expérience, ont également le pouvoir de les atteindre et de les détruire, et, donnés comme médicaments à doses infinitésimales et quelquefois massives, ont celui d'amener la guérison. Cette loi n'est que la conséquence logique de la loi du *similia similibus*, seulement au lieu de s'appliquer uniquement aux symptômes, elle vise les altérations anatomiques dont ces symptômes ne sont que l'expression.

Poursuivez cette idée, examinez au microscope les crachats d'un phthisique, et les corps capables de dissoudre les globules de pus, les fibres élastiques, les cellules épithéliales et les autres éléments qui s'y rencontrent sont ceux qui guériront *ce phthisique*.

Si de l'effet vous remontez à la cause du produit immédiat du mal, vous remontez à ce mal lui-même.

La phthisie, le diabète, le cancer, toutes les maladies, en un mot, sont tributaires de cette loi, et, partant, guérissables, du moins à leur début. Mais de pareilles recherches sont longues et pénibles, elles demandent pour réussir un *modus faciendi* que nous ferons connaître; en outre elles devront toujours avoir pour base l'étude de la matière médicale pure. Quand dans une maladie chronique après une étude attentive et patiente des symptômes, un homœopathe hésitera sur le choix du médicament, qu'il s'adresse au microscope et à l'analyse chimique de l'urine, la réponse sera positive et entraînera sa conviction. Enfin, à ceux de nos confrères qui croiraient devoir nous reprocher de substituer un système à un autre, nous dirons que nous n'inventons pas, nous apportons des faits, et que si nous accordons une immense supériorité doctrinale à l'homœopathie, nous sommes loin de repousser les moyens palliatifs de la médecine ordinaire, moyens employés chaque jour par nous au lit du malade, qu'en un mot, nous appartenons à l'école éclectique, dont Tessier était, dans ces dernières années, en France, le plus illustre représentant. J'ajoute que l'idée mère de ce petit ouvrage ne nous appartient pas. En 1858, un médecin homœopathe, Brunner, publia un livre écrit pour les gens du monde, et portant ce titre : *La médecine basée sur l'examen des urines*. Brunner annonce qu'il a su trouver dans l'urine les éléments émanés des organes malades, et que les médicaments capables de détruire ces éléments, sont ceux qui donnés à l'intérieur déterminent mathématiquement la guérison. Etrange affirmation, bien faite pour ne rencontrer que des incrédules ! Eh quoi? le rein n'est-il plus un filtre, ou ne serait-il qu'un filtre incomplet pour laisser ainsi passer à travers ses glomérules des éléments anatomiques venant d'une région située souvent au-dessus de lui !

Comment, en outre, admettre que des savants de premier ordre, comme Robin, Virchow, Kölliker n'aient jamais signalé un fait aussi remarquable, que celui-ci ne trouve pour unique défenseur qu'une personnalité honorable sans doute, mais d'une notoriété beaucoup moins éclatante.

Pourquoi Brunner s'est-il adressé aux gens du monde, et non pas aux médecins, enlevant ainsi à son livre le cachet scientifique qui eût pu le faire accepter, qui tout au moins eût permis aux hommes compétents de contrôler et de discuter ses assertions.

Pourquoi ce mystère sur les procédés qu'il employait? Cependant ce livre me parut écrit avec une véritable conviction, et je pensai qu'avant de nier un fait malgré son invraisemblance, j'avais le devoir de le vérifier.

Le problème à résoudre était double :

1° Reconnaître les éléments émanés des organes malades ;

2° Les détruire.

Une fois mon attention fixée sur le premier point, je reconnus au microscope une foule de détritus organiques, auxquels il m'eût été difficile, vu mon inexpérience, d'appliquer toujours un nom, mais sachant d'avance à quel genre de maladie j'avais affaire, je cherchai surtout à les détruire, parce qu'il y avait là pour moi un intérêt pratique immédiat, le premier terme de la question étant plutôt du domaine de la science pure. Je ferai grâce au lecteur de mes longs tâtonnements ; un jour enfin, il me fut donné de détruire, sur un phthisique, les éléments tuberculeux dissociés que son urine me présentait : les médicaments indiqués ainsi furent administrés et l'amélioration immédiate. Je répétai ces essais, et dans les cas graves, chaque fois que la multiplicité ou la rareté des symptômes me laissaient hésitant sur le choix des médicaments, je m'adressai au microscope et à l'analyse chimique de l'urine. Je leur dois, je dois aux procédés que je ferai connaître dans un autre chapitre, des guérisons admirables, qu'il m'eût été impossible d'obtenir par l'étude seule des symptômes, et cela je le dis malgré le respect dont ma pensée entoure le nom d'Hahnemann.

Je viens d'exposer les idées générales dont les pages suivantes ne seront que le développement ; mais avant de traiter la question véritablement pratiquée, avant de parler microscope, et analyse chimique de l'urine, considérés au point de vue spécial où nous nous plaçons, avant de parler de la nature souffrante, il nous faut parler de la nature fonctionnant régulièrement. Ce chapitre, qui n'a rien d'original, évitera, je pense, quelques recherches à ceux qui voudraient nous imiter.

---

# PREMIÈRE PARTIE

## Principes de l'urine.

Vivre c'est se nourrir.

Toute maladie s'accompagne donc d'une modification dans la nutrition, dans l'atrophie des éléments anatomiques. Deux liquides, le sang et l'urine représentent mieux que tous les autres l'image fidèle des phénomènes vitaux qui se passent dans l'organisme, phénomènes qui ne sont en définitive que des actes de nutrition, c'est-à-dire d'assimilation et de désassimilation du sang. L'examen du sang dans chaque maladie est absolument impraticable pour le médecin ; celui de l'urine, au contraire, est relativement facile, son importance est capitale et sera reconnue telle à mesure que notre art prendra un caractère de positivisme plus marqué. Il faut donc tout d'abord connaître la composition de l'urine à l'état normal. Ces tableaux aujourd'hui classiques se retrouvent partout. Nous avons hésité un moment à les reproduire. Nous nous contenterons, pour ne pas grossir inutilement cet ouvrage, de les imprimer en caractères plus fins.

COMPOSITION IMMÉDIATE DE 1,000 GRAMMES D'URINE D'APRÈS ROBIN.

*Principes de la première classe.*

Principe d'origine inorganique d'une composition chimique simple et constante. Ils ont comme caractéristique d'être les plus répandus, les plus fixes, de n'éprouver que de faibles changements, de sortir enfin de l'organisme a peu près tels qu'ils y étaient entrés.

| | | |
|---|---|---|
| Eau. | (HO) | 934 à 958 gr. |
| Chlorure de sodium. | (Na,Cl) | 3 à 8 gr. |
| — de potassium. | (K,Cl) | Traces notables. |
| Chlorhydrate d'ammon. | ($AzH^3Cl$) | 150 à 2,20 |
| Carbonate de chaux. | ($CAO,CO^2$) | Accidentels ou parfois normaux dans l'enfance. |
| — de magnésie. | ($MgO,CO^2$) | |
| — de potasse. | ($Ko,CO^2$) | |
| Carb. d'amm. patholog. | ($AzH^3CO^2$) | Quant. variable. |
| Carbonate de soude. | ($NaO,CO^2$) | Accidentels. |
| Bicarbonate de soude. | (NaO,2CO) | |
| Sulfate de potasse. | ($Ko,SO^3$) | |
| — soude. | ($NaO,SO^3$) | 3 à 7 gr. |
| — chaux. | ($CaO, SO^3$) | |

| | |
|---|---|
| Phosphate neutre de soude ($2NaO,HO,PhO^3+24HO$) Phosphate acide de soude ($NaO,2HO,PhO^3+12HO$) Phosphate basique de soude ($3NaO,PhO^5+24HO$) temporairement. | 2,50 à 4,30 |
| Phosphate de potasse ($2KO,HO\ PhO^5$) | Douteux. |
| Phosphate ammoniaco-magnésien ($AzH^3,HO,2MgOPhO^5+12HO$) | 1,50 à 2,40 |
| Phosphate de magnésie ($3MgO,PhO^5+7HO$) | 0,50 à 1,00 |
| Phosphate acide de chaux ($2CaO,HO\ PhO^5+3HO$) Phosphate basique de chaux ($3CaO,PhO^5$) | 0,20 à 1,30 |
| Oxalate de chaux ($CaO,C^2O^3+2HO$) | Traces à 1,70 |
| Total........ | 12, 23 à 27, 34 |

*Principes de la 2e classe.*

Liquides ou solides, quelques-uns cristallisables, moins fixes, plus complexes que ceux de la 1re classe. Ils se modifient facilement, ne nourrissent pas, ne font pas partie de la matière assimilée, et partant sont rejetés en dehors.

| | | |
|---|---|---|
| Hydrates de Carbone | Glycose ($C^{12}H^{12}O^{12}+2HO$) | Pathologiquem. |
| | Inosite ($C^{12}H^{12}O^{12}$) | — |
| | Acétone ($C^6H^6O^2$) | 0,10 à 0,20 |
| | Principes graisseux ($C^nH^nO^n$) | Constants mais var. |
| | Lact. de pot. ($Ko,C^6H^5O^5+HO$) — soude ($NaO,C^6H^5O^5+HO$) — chaux ($CaO,C^6H^5O^5+HO$) | 1,50 à 2,60 |

| | |
|---|---|
| Acide urique ($C^5HO^2Az^2+HO$) | Pathologiquem. |
| Urate de potasse ($Ko,C^5HO^2Az^2+HO$<br>Urate neutre de soude ($NaO,C^5HO^2Az^2+HO$)<br>Urate acide de soude ($NaO,2C^5HO^2Az^2,+HO$)<br>Urate de chaux ($CaO,C^5HO^2Az^2+HO$)<br>Urate neutre d'ammoniaque ($AzH^5,C^5HO^2Az^2+HO$)<br>Urate acide d'ammoniaque ($AzH^52C^5HO^2Az^2+HO$)<br>Urate de magnésie ($MgO,C^5HOAz^2+HO$) | 1 gr. à 1,60 |
| Leucine ($C^{12}H^{12}O^4Az^2$) | Traces. |
| Tyrosine ($C^{18}H^{11}O^6Az$) | Accidentelle. |
| Allantoïde ($C^{18}H^6O^8Az^8$) | Douteux. |
| Xanthine ($C^{10}H^4O^4Az^4$)<br>Hypoxanthine ($C^{10}H^4O^2Az^4$)<br>Guanine ($C^{10}H^5O^2Az^5$) | Accidentelle. |
| Acide hippurique ($C^{18}H^8O^8Az+HO$) | Accidentel. |
| Hippurate de soude ($NaO,C^{18}H^8O^8Az$)<br>Hippurate de chaux ($CaO,C^{18}H^8O^8Az$)<br>Hippurate de potasse ($Ko,C^{18}H^8O^8Az$) | 1,00 a 1,40 |
| Urée ($C^2H^4O^2Az^2+4HO$) | 15,00 a 23,00 |
| Créatine ($C^8H^9O^4Az^3$) | 1,40 à 2,60 |
| Créatinine ($C^8H^7O^4Az^3$) | 0,20 à 0,40 |
| Cystine ($C^6H^6O^5AzS^2$) | Pathologique. |
| Total....... | 20, 30 à 32,00 |

### *Principes de la 3e classe.*

A transformations multiples, ils contribuent à former la trame des éléments anatomiques. Ils se font dans l'organisme, s'y défont sans apparaître au dehors, si ce n'est dans le cas de maladie.

| | |
|---|---|
| Biliverdine ($C^{18}H^{16}O^{4}AzFe$) | Variable. |
| Albumine 10 ($C^{40}H^{31}O^{12}Az^{5}Ph \div S$) | Pas normalement. |
| Mucosine. | Norm. mais var. |
| Uro-hématine. | Déterm. la coul. de l'ur. |
| Kyestéine. | État de grossesse. |

Nous venons d'énumérer les principes d'ordre chimique que l'on rencontre dans l'urine saine ou morbide, ceux que la science classique-officielle admet généralement. Mais l'urine contient encore d'autres éléments anatomiques, pour ainsi dire, tirant leur origine des parties affectées, véritables détritus organiques mentionnés pour la première fois par Brunner et depuis réjetés dans l'oubli. Nous aurons maintes fois à les signaler.

## **Plan de l'ouvrage.**

La marche naturelle que nous avons cru devoir suivre dans ce petit ouvrage est la suivante :

1° Etude de l'urine normale ;

2° Exposé de la méthode et du manuel opératoire qui nous est propre pour la destruction des éléments anatomiques signalés plus haut ;

3° Relation clinique d'un certain nombre d'affections, quelques-unes fort graves et qui n'ont pu guérir que par les procédés que nous faisons connaître.

## URINE NORMALE.

L'urine normale et récente est transparente, d'une couleur jaune clair ambrée. D'une odeur *sui generis,* sa réaction est acide et sa saveur salée. Elle est d'autant plus foncée qu'elle contient proportionnellement moins d'eau. L'urine de la digestion est pourtant plus claire que celle rendue le matin. La température de l'atmosphère, la quantité et la nature des boissons , la transpiration, l'exercice ou le repos en modifient les nuances. Pâle chez l'enfant, sa couleur s'accentue avec l'âge, elle est plus foncée chez l'homme que chez la femme. Mais que l'organisme soit affecté d'un trouble quelconque, l'urine change aussitôt dans son aspect et sa composition. Nous ne voulons envisager en ce moment que le premier terme de la question. La multiplicité des nuances de l'urine tient à la présence d'une ou de plusieurs matières colorantes.

La science est à cet égard encombrée d'une foule de dénominations que nous ne pouvons passer sous silence.

Suivant Thudichum, l'urine à l'état normal contient un pigment biliaire dérivé de l'hématine des globules sanguins.

C'est l'*urochrome*, et celui-ci, ou matière colorante mère de l'urine, n'est autre que :

Urochrome. { La substance jaune de Prout.
L'urophéine d'Heller.
L'uro-hématine d'Harley.

L'urochrome s'oxyde à l'air libre, il passe du jaune au rouge et se transforme en uroérythrine de (Fr. Simon). Celle-ci n'est que l'équivalent de l'acide :

Uroérythrine. { Uroérythrique de Beale.
De la purpurine de Biard.
De l'acide rosacique de Proust.
De l'urosacine de Robin.

Au lieu d'abandonner l'urine à l'air libre, versez sur elle un acide ; l'urochrome s'oxyde plus vite et davantage la couleur se forme, et l'on aura : l'uromélanine avec quelques matières odorantes.

L'urocrythrine concourt à colorer les urates; mais, en dehors de l'urochrome, matière colorante, constante et normale, il en existe une seconde qui ne se montre que dans l'état de maladie ; c'est l'*uroxanthine d'Heller* qui semble tirer son origine des matières protéiques.

*Uroxanthine.* — L'uroxanthine, en présence d'un acide ou par le seul fait de la fermentation acide, donne naissance à deux matières colorantes,

L'une bleue (indigo bleu) { Indigose (Gubler).
Cyanourine (Braconnet).
Uroglaucine d'Heller.
Urocyanose (Beale).

L'indigose a été observée surtout dans le choléra, la pneumonie, la cirrhose, le cancer du foie, les fièvres typhoïdes, les fièvres graves (Nisseron).

L'uroxanthine et ses dérivés colorent les urates comme l'urochrome le faisait déjà. Pour isoler ces deux matières colorantes, il suffit de savoir que l'urochrome est soluble dans l'eau, que l'uroxanthine l'est fort peu, et plutôt dans l'éther, l'alcool, la benzine, le chloroforme.

*Densité.* — La densité de l'urine varie suivant chaque individu, suivant la quantité d'eau absorbée, l'état de l'atmosphère, l'excès ou l'absence de transpiration. Comme moyenne, on peut dire que pour l'urine des boissons, la densité varie entre

| | |
|---|---|
| Urine des boissons..... | 1003, 1009 |
| — de la digestion. | 1020, 1028 |
| — du sang. | 1015, 1025 |

On peut, pour la constater, employer la méthode des pesées, mais cette méthode, trop longue, ne saurait être adoptée par le praticien. Un résultat approximatif suffit, le plus souvent, et l'urinomètre le donne. Les urinomètres du commerce sont, en général, mal gradués. J'engagerais les médecins à les graduer eux-mêmes, en prenant en consi dération la remarque de Beale. Il faut tenir compte de ce fait, dit cet auteur, que le liquide devient plus dense à mesure que l'on passe des couches supérieures aux couches inférieures. Il faut donc graduer l'instrument de telle sorte que les degrés diminuent de longueur à mesure que l'on va de l'extrémité supérieure à l'extrémité inférieure de la tige de l'instrument. Le poids spécifique de l'urine augmente dans les maladies inflammatoires aiguës, dans le diabète, la méningite, et diminue dans l'hydropisie, la chlorose, l'anémie, l'albuminurie, les maladies de reins, et en général dans les affections chroniques.

*Acidité.* — L'urine normale est acide ; cette acidité augmente quelque temps après l'émission, pour diminuer ensuite de telle sorte que l'urine, d'abord acide, devient successivement neutre, puis alcaline.

Quelles sont les causes de l'acidité de l'urine? Elles sont probablement multiples ; on a invoqué la présence de l'acide carbonique des acides urique et hippurique.

On croit généralement aujourd'hui que le phosphate acide de soude joue le rôle principal dans cette acidité, à laquelle prennent part également les acides volatiles, phénique, taurylique, damalique et damalurique.

L'urine est plus acide dans le rhumatisme, la pneumonie, la pleurésie, le diabète, et moins dans la vieillesse, le croup (Brunner) et les maladies chroniques, surtout à l'époque de leur terminaison.

L'alcalinité est due au carbonate d'ammoniaque par décomposition de l'urée, au carbonate de soude ; il n'est pas rare de trouver en même temps un dépôt de muco-pus et de phosphates terreux.

## CHLORURE DE SODIUM.

La saveur de l'urine est due à la grande quantité de chlorure de sodium qu'elle contient. Celui-ci, répandu dans toute l'économie, dans le sang, les cartilages surtout, se retrouvera nécessairement dans l'urine dont il est un des principes constitutionnels. Il cristallise en cubes comme l'iodure et le bromure de potassium; mais dans l'urine, la présence de l'urée et d'autres substances organiques modifie sa cristallisation ; il prend alors les formes les plus variées : d'octaèdres réguliers, de croix, de glaives, tantôt isolés, tantôt réunis par groupes; il est très-soluble dans l'eau, et tire son origine de l'alimentation, d'une part, de la désassimilation, de l'autre. Un litre d'urine, en comptant de 3 à 8 grammes la perte, pour vingt-quatre heures, est de 10 à 13 grammes. Pour reconnaître la présence du chlorure de sodium, l'emploi d'une solution d'argent est connu de tous, le chlorure blanc caillebotté qui en résulte est caractéristique.

Il existe plusieurs procédés pour doser le chlorure de sodium; les plus connus sont : 1° le procédé par l'azotate de bioxyde de mercure, relaté dans tous les livres, nous ne le décrirons pas; 2° le pro cédé, par le chromate de potasse et l'azotate d'argent; celui-ci est basé sur ce fait, que dans une solution neutre contenant des chlorures, des phosphates et des chromates, le sel d'argent précipite les acides dans l'ordre suivant :

1° Acide chlorhydrique ;

2° Acide chromique ;

3° Acide phosphorique.

Soit la solution argentifère, nitrate d'argent, 11,63; eau, 400 gr.

L'urine sera neutre; est-elle acide, on ajoute une goutte ou deux d'ammoniaque; alcaline, une ou quelques gouttes d'acide acétique ou nitrique.

On prend 10 centigrammes d'urine dans une éprouvette graduée, on y ajoute quelques gouttes de chromate neutre de potasse, et l'on y verse goutte à goutte la solution argentique. Il se produit ainsi du chlorure d'argent blanc, et bientôt chaque goutte, en tombant, produit une tache rouge qui blanchit; enfin la teinte rouge persiste, c'est du chromate d'argent indiquant que tout le chlorure de sodium a été épuisé.

Le chlorure de sodium, pour être ainsi répandu dans toute l'économie, doit avoir des propriétés de premier ordre; sans les connaître toutes, nous savons que, sans lui, la fibrine, l'albumine, la caséine ne pourraient rester à l'état liquide, et que, par contre, les hématies se liquéfieraient. Faites une solution d'albumine pure, dans l'eau pure, les globules sanguins que vous introduirez se dissolveront. Mais que l'eau contienne seulement un centième de sel marin, les globules resteront intacts. Il suffit de rappeler ces faits pour se rendre compte de la modification que l'augmentation ou la diminution du chlorure de sodium peut imprimer à l'organisme. C'est dans l'après-midi que se rencontre, dans l'urine, la quantité maximum de chlorure, la nuit et le matin, la quantité minimun.

*Hypochlorosodie.* — Boussingault voulut savoir ce que l'absence de chlorure de sodium produirait chez les animaux.

Pendant une année, un groupe de taureaux fut soumis à l'engraissement sans sel, un autre groupe suivant le régime habituel. Les premiers avaient, à la fin de l'année, le poil rare, sec, ébouriffé, présentant çà et là des places vides ; leurs mouvements étaient lents, le besoin de saillir plus rare ; les seconds se portaient, au contraire, très-bien. Ainsi, chez les animaux privés de chlorure de sodium, les symptômes observés sont des symptômes de langueur et d'anémie... La clinique vient encore confirmer ces données ; en effet, dans la chlorose, l'anémie, la fièvre typhoïde, l'intervalle des fièvres intermittentes, les longues convalescences; le chlorure de sodium reste au-dessous du chiffre normal. Enfin, l'urine des agonisants en est presque entièrement dépourvue. (Robin et Verdeil , *Chimie anatomique*, t. II, p. 175.)

Dans les maladies fébriles, la diminution du chlore, coïncidant avec une plus grande quantité d'urée, est un signe d'aggravation. L'augmentation du chlore, coïncidant avec une diminution de l'urée, est un signe d'amélioration.

L'urine contient moins de chlorure dans le choléra, les fièvres typhoïdes graves, les grandes convalescences, les transsudations anormales, la péritonite, la pleurésie, la péricardite, l'endocardite, la méningite, le typhus, certaines tuberculoses, les rhumatismes articulaires aigus, etc.

Beale, l'un des premiers, a fait remarquer que l'urine dans la pneumonie contient beaucoup moins de chlorure de sodium ; que celui-ci, au contraire, semblait s'accumuler dans les crachats, et qu'enfin l'amélioration ne commençait à avoir lieu que le jour où le chlorure de sodium revenait dans l'urine à sa quantité normale ; ce fait ne serait point spécial à la pneumonie, mais bien à tous les états inflammatoires.

*Hyperchlorosodie.* — Nous connaissons bien moins les changements déterminés par l'excès du chlorure de sodium.

L'urine en contient davantage à la suite d'un exercice musculaire, d'un travail de la pensée, pendant l'accès de fièvre intermittente, alors que dans l'intervalle de ces mêmes accès, il y a, au contraire, diminution du sel marin.

Dans les expérimentations homœopathiques, nous trouvons notés des symptômes de langueur et d'inertie qui semblent se rapprocher des faits observés par Boussingault. Il semble donc, et ce phénomène n'est point le seul qu'on pourrait invoquer, que l'excès ou la diminution du chlorure de sodium donnent, à un moment donné, les mêmes résultats. C'est ainsi que l'école Hahnemannienne emploie le natrum muriaticum ou chlorure de sodium contre la calvitie, alors que l'absence de chlorure de sodium dans l'économie, comme l'a observé Boussingault, détermine, chez les animaux, une véritable raréfaction du système pileux.

Quant à la partie clinique, nous renvoyons le lecteur aux observations contenues dans le cours de cet ouvrage.

## CHLORURE DE POTASSIUM.

Le chlorure de potassium et les sels de potasse se trouvent en assez grande quantité dans l'urine, moins cependant que le chlorure de sodium ; il se montre surtout abondant dans les muscles, et c'est sans doute à cette loi d'électivité que les bromures et cyanures de potassium doivent leurs propriétés antispasmodiques musculaires contre la chorée, l'épilepsie, etc. Braconnot a reconnu que l'urine du mouton contenait 6 grammes par litre de chlorure de potassium, et celle de veau 3 gr. 22. Je rapproche ce fait de l'observation signalée par l'homœopathie à propos du nitrum (nitrate de potasse ; *aggravation par la chair de veau*).

Ce sel pénètre dans l'économie par l'alimentation animale, la viande ; et végétale, haricots, pois, lentilles, etc., sous forme de phosphate de potasse. C'est ainsi que Hahnemann prescrit le kali carbonicum contre les flatuosités, alors que l'ingestion des féculents en donne. Ceux-ci produisent également des symptômes d'érection, peut-être à cause des phosphates qu'ils contiennent.

Signalons encore à ce point de vue l'analogie qui existe entre les effets du kali et ceux du lycopodium, dont l'action sur les intestins et sur les organes génitaux urinaires, présente, avec son congénère, certains points de contact.

Pour constater approximativement la quantité de sels de potasse contenus dans l'urine, nous nous contentons de placer dans un verre de montre quelques gouttes de bichlorure de platine, unies à une faible quantité d'urine. Il se forme bientôt de fort beaux cristaux jaunâtres et octaédriques de chloro-platinate de potasse, visibles au microscope; le nombre, la quantité, la grosseur des cristaux, nous donnent une idée approximative de la quantité de sels de potasse contenus dans l'urine. Ce n'est point là un procédé absolument scientifique, mais il est certainement suffisant pour un praticien.

## SILICE.

La silice est un des principes les plus importants de l'économie. « Berzélius, dit Beale, p. 153, dé-« montra, il y a bon nombre d'années, sa présence

« dans l'urine, on en retrouve des traces minimes « dans les cendres, après en avoir séparé, par l'ad- « dition d'acide azotique, les sels non solubles dans « l'eau, la silice reste encore, non dissoute. »

Celle-ci provient surtout de l'alimentation du blé et de l'orge. Elle existe dans le sang, la bile, l'urine et les excréments, dans les cheveux, les muscles et la salive.

Un litre d'urine en contient de 3 à 4 centigr. Liébig a démontré que dans le sang, la silice se trouve unie à la fibrine. Ce principe est un des moins bien connus de l'économie. L'école hahnemannienne et la clinique, ont démontré depuis longtemps qu'il en était un des plus importants (1). « Bien que « nous rejetions l'étude de la silice avec celle des « principes douteux, il se pourrait bien que ce com- « posé fût un véritable principe immédiat, exis- « tant comme la silice dans plus d'une région de l'é- « conomie, comme aussi il se pourrait que le sili- « cate de potasse fût un autre principe immédiat. « C'est ce que l'analyse anatomique, désormais ra- « tionnellement dirigée, en se guidant sur les pro- « priétés chimiques connues d'avance, des princi- « pes dont l'existence n'a été encore que soupçon- « née, fera connaître. Ce qui porte à croire que la « silice est un véritable principe immédiat, c'est sa « propriété de se combiner aux substances organi- « ques végétales, comme la cellulose, pour former

(1) Robin et Verdeil, t. II, p. 160.

« la *substance organisée* des parois des cellules vé-« gétales, des graminées, par exemple. Elle se com-« bine, du reste, non-seulement à la cellulose « comme les phosphates, à l'ostéine, mais aussi à « diverses substances organiques azotées, elle ac-« quiert ainsi une solubilité dans l'eau, qui ne lui « appartient pas quand elle est pure. »

Disons, en terminant, que la silice se retrouve dans certains calculs urinaires.

## PRINCIPES TERNAIRES SALINS.

### Chlorhydrate d'ammoniaque. $AzH^3Cl$

On le rencontre dans l'économie, dissous et mélangé avec les chlorures; il est toujours le produit d'une sécrétion ou d'une excrétion (salive, larmes, urines, sueurs, suc gastrique).

Un litre d'urine en contient de 1 gr. 50 à 2 gr. 20.

Dans le croup, suivant Brunner, sa proportion augmenterait beaucoup et rendrait l'urine alcaline. Ses formes cristallines dérivent toujours du système cubique ou octaédrique. Rien d'élégant comme les longues aiguilles arborescentes que présente au microscope la salive desséchée. Pour doser approximativement la quantité du sel ammoniacal, on met dans un tube quelques grammes d'urine, on ajoute quelques gouttes du réactif de Nesler et l'on chauffe. Il se forme un précipité brun foncé d'iodure ammoniaco-mercurique, ou une teinte legèrement jaunâtre, si la quantité d'ammoniaque est faible.

*Réactif de Nesler.* — 2 grammes d'iodure de potassium sont dissous dans 5 centimètres cubes d'eau; on sature avec de l'iodure de mercure, et l'on ajoute 20 centimètres cubes de solution concentrée de potasse.

## SULFATES.

Les sulfates contenus dans l'urine sont le plus souvent unis à la potasse et à la soude. On rencontre également des traces de sulfate de chaux. On les trouve partout dans l'organisme, si ce n'est dans la bile, le lait, le suc gastrique. Un litre d'urine renferme de 3 à 7 grammes de sulfate; une quantité égale de sang n'en renfermant que 20 centigrammes, on voit que la proportion des sulfates contenus dans l'urine est, comme pour les chlorures, beaucoup plus forte dans celle-ci que dans le sang. Les sulfates proviennent, d'une part, de l'alimentation, d'autre part, de la désassimilation des principes sulfo-azotés de la 3e classe (albumine, fibrine, musculine).

On admet, généralement, que les substances albumineuses forment, en se détruisant, de l'urée et des sulfates alcalins. Comme preuve de cette origine, il suffit de rappeler, qu'après un exercice forcé l'urine renferme à la fois plus d'urée et plus de sulfates, et qu'après une abstinence continue, les sulfates et les phosphates se trouvent en proportion plus grande que les autres sels. Puisque l'alimentation ne les a pas introduits, ils ne peuvent provenir que de la désassimilation des tissus. Quant à la quantité d'acide sulfurique excrétée, elle varie entre 1 gr. 50 et 2 gr. 50 par jour. Elle augmente après le repas principal et diminue à jeun. Elle augmente également par l'ingestion de tous les corps qui contiennent du soufre. L'élimination des sulfates absorbés se fait en dix-huit ou vingt-quatre heures. Les sulfates de soude et de potasse se rencontrent partout, ai-je dit, si ce n'est dans la bile, le lait, le suc gastrique. Quant au sulfate de chaux, il existe surtout dans le suc pancréatique, et se montre également dans le sang et les excréments. L'urine des enfants atteints de maladies osseuses et d'ostéomalacie en renferme davantage. Cette indication se trouve confirmée par la pratique, alors que l'école Hahnemannienne prescrit avec tant de succès, dans les cas de tumeurs blanches, le soufre et le carbonate de chaux.

Pour découvrir et doser approximativement les sulfates, on utilise leur affinité spéciale pour la baryte. On ajoute, préalablement, à une quantité constante d'urine, quelques gouttes d'acide chlorhydrique ou azotique, qui dissolvent tous les sels de baryte, à l'exception du sulfate ; on verse ensuite avec une quantité déterminée du réactif suivant :

| | |
|---|---|
| Chlorure de barium. | 10 grammes. |
| Eau. | 100 — |

La hauteur du précipité blanc obtenu marquera la quantité relative de sulfates précipités. En filtrant cette liqueur, on peut ensuite doser approximativement l'acide phosphorique, il suffit d'y ajouter un peu d'ammoniaque qui précipite le phosphate de baryte. Voici les conditions dans lesquelles on observera le plus communément l'augmentation ou la diminution des sulfates.

| *Augmentation des sulfates* | *Diminution des sulfates.* |
|---|---|
| Polyphagie. | Nourriture végétale. |
| Nourriture riche en viande | Abstinence. |
| Chorée. | Chlorose. |
| Fièvre rhumatismale. | Névroses. |
| Maladies de la peau. | Maladie de Bright. |
| Eczéma. | — de la moelle épin. |
| Exercice musculaire. | Certaines polyuries avec plus de chlorures. |

## PHOSPHATES.

C'est dans l'urine que le phosphore fut découvert; c'est dire en même temps que les phosphates doivent s'y rencontrer en quantité notable.

L'acide phosphorique n'est pas libre dans l'urine, il forme avec les bases des sels définis, de là trois grandes classes :

1° *Phosphates alcalins* solubles dans deux fois leur volume d'eau, à base de soude, de potasse, d'ammoniaque.

2° *Phosphates terreux* insolubles dans l'eau à base de chaux et de magnésie.

3° *Phosphates alcalino-terreux*, phosphates ammoniaco-magnésiens.

Dans les os, l'acide phosphorique est uni à la chaux; dans les muscles, à la potasse et à la magnésie; dans le foie, le cerveau, le sang, à la potasse, la soude, la chaux, la magnésie, le fer.

L'urine renferme le maximum de phosphates cinq ou six heures après le repas principal, et le minimum le matin. Mais, dans ce dernier cas, le phosphore vient surtout de la désassimilation organique.

*Phosphates alcalins* (phosphates de soude et de potasse). Le phosphate de soude est neutre ou bibasique;

Acide ou monosabique;

Alcalin ou tribasique.

Le premier existe, dit-on, en quantité considérable dans les cendres du cancer.

Le phosphate acide est très-soluble, il met trois ou quatre jours avant de déposer dans l'urine, il concourt à l'acidité de celle-ci.

Le tribasique n'existe pas dans l'urine.

La quantité de phosphate de soude varie, en général, entre 2 gr 50 et 4 gr. 50 par litre.

Le phosphate de potasse se montre dans les muscles et surtout dans les centres nerveux (cerveau et moelle).

Le causticum, qui paraît être un bisulfate de chaux et de *potasse*, et qu'on pourrait appeler l'antiparalytique par excellence, doit sans doute quelques-unes de ses propriétés à la potasse qu'il contient.

La quantité de phosphates éliminés diminue avec l'abstinence, le régime végétal, la grossesse, les névroses, les affections spinales chroniques, les maladies des reins, et augmente par l'exercice musculaire, par le travail de la pensée et, dans ce dernier cas, il y a à la fois augmentation de phosphates et de chlorures, dans les affections inflammatoires, cérébrales et spinales aiguës.

Pour doser approximativement les phosphates alcalins contenus dans un volume donné d'urine, on acidifie celle-ci avec de l'acide azotique, on y ajoute un volume de molybdate d'ammoniaque, et l'on obtient un précipité de phospho-molybdate d'ammoniaque soluble dans les alcalis, insoluble dans les acides, on chauffe, pour chasser l'ammoniaque, on y ajoute du bichlorure de platine, et on obtient alors des cristaux octaédriques d'une grande netteté de chloro-platinate de potasse. La hauteur du précipité donnera une idée approximative de la quantité d'acide phosphorique contenu dans l'urine; le nombre et la grosseur des cristaux de chloro-platinate de potasse donneront une idée également approximative de la base alcaline. Nous ne parlons pas ici du phosphate de soude, dont le dosage est assez difficile et rentre plutôt dans les procédés de laboratoire.

On a vanté, comme un réactif de la soude, le bi-méta-antimoniate de potasse, mais ce sel, facilement altérable, ne donne que des résultats incertains.

*Phosphates terreux.*—Si dans une urine, on vient à verser une petite quantité d'ammoniaque, les phosphates alcalins restent en solution, les phosphates terreux (phosphates de chaux et de magnésie) se déposent.

Les phosphates terreux sont insolubles dans l'eau, solubles dans les acides, même faibles, comme l'acide acétique.

Le phosphate de chaux est dissous dans le sang et dans l'urine par l'acide carbonique, les chlorures, les sulfates et les phosphates de soude. Les os des jambes, chez les marcheurs, contiennent, proportionnellement, plus de calcaire que ceux des bras.

On le rencontre dans l'urine, en grande quantité, à la suite de brûlures étendues. L'application locale du liniment oléo-calcaire se trouve ainsi expliqué. En plus grande quantité dans l'ostéomalacie, dans la convalescence du choléra, dans l'atrophie jaune aiguë du foie, il est en diminution dans la maladie de Bright et dans la période aiguë du choléra. L'urine qui contient du phosphate de chaux en abondance est ordinairement pâle, faiblement acide : en la chauffant, elle se trouble, et les phosphates donnent un dépôt qui disparaît par l'addition d'un acide.

Les phosphates terreux augmentent dans les méningites et autres affections cérébrales aiguës, dans la diathèse rhumatismale ; ils diminuent dans les maladies des reins, dans les affections spinales et nerveuses.

Le phosphate acide de chaux se forme dans l'urine, il ne vient pas directement du sang dont l'état d'alcalinité est un obstacle à sa formation.

Le phosphate de magnésie se trouve dans les dents, l'ivoire, quelques calculs, dans les muscles, le pus, le kyste de l'ovaire et autres, la mamelle, l'épididyme, dans les pleurésies et péritonites purulentes, les os cariés, la matrice des ongles.

Un litre d'urine en renferme un gramme environ.

*Phosphates alcalino-terreux. Phosphates ammoniaco-magnésiens.* — Ce phosphate triple se présente principalement sous deux formes : 1° sous formes d'étoiles ou de feuilles de fougère que l'on obtient en versant de l'ammoniaque dans l'urine ; cette forme est caractéristique du phosphate ammoniaco-magnésien précipité artificiellement et brusquement. Mais en examinant une urine à laquelle aucun réactif n'aura été ajouté, si l'on voit du phosphate ammoniaco-magnésien, celui-ci se présentera sous la seconde forme de prismes triangulaires avec arêtes obliquement tronquées. C'est cette dernière forme qu'on a communément comparée à des couvercles de tombes. Il est généralement soluble dans l'eau pure, surtout si celle-ci contient de l'acide carbonique. L'acide acétique et chlorhydrique surtout, le dissolvent. Il se rencontre en grande quantité dans la kyestéine, dans les urines des rhumatisants et des goutteux, où il devient très-apparent après quelques heures de repos, alors que l'urine ayant subi un commencement de fermentation alcaline, il semble qu'elle ne contienne plus assez d'acide pour tenir dissous le phosphate ammoniaco-magnésien. Son excès dans une urine fraîche et à peine reposée indique que les centres nerveux souffrent. C'est ainsi qu'on le rencontre en quantité exagérée dans les affections graves de la vessie avec paralysie ou semi-paralysie de cet organe, dans les affections de la moelle épinière ou du cerveau, dans la dyspepsie.

## GLYCOSE.

Sans vouloir soulever la question de savoir si l'urine à l'état normal contient toujours une certaine quantité de glycose, comme le veulent Bruecke, Claude Bernard (Leçons orales sur le diabète, 1872, Collége de France) et Béhier, il est certain qu'un excès de sucre constitue un état pathologique des plus importants à connaître ; on distingue deux espèces de sucre :

*Sucre de la première espèce.* — Sucre de canne, de betterave et d'érable. Les acides les transforment en sucres intervertis, ou sucres de seconde espèce, les alcalis n'ont aucune action sur eux.

*Sucre de la seconde espèce.* — Sucre de fruits, de diabète, de lait, de foie, d'œufs, d'allantoïdes.

Les alcalis caustiques, comme la soude, la chaux et la potasse, les détruisent et les transforment en acides bruns, et cela d'autant plus rapidement, que les alcalis sont plus concentrés, et la température plus haute.

La glycose est un sucre de la seconde espèce, soluble dans l'eau ; mais dans l'alcool bouillant, en présence de la potasse, il donne un produit noir, l'acide ulmique, ou mélassique : aussi les sels de potasse servent-ils pour le faire reconnaître. On emploie aujourd'hui, communément comme réactif, la liqueur de Fehling.

| | |
|---|---|
| Eau. | 200 gr. |
| Sulfate de cuivre cristallisé. | 34 gr. 624 |

D'autre part on fait dissoudre :

| | |
|---|---|
| Sel de Seignette. | |
| (Tartrate double de potasse et de soude.) | 173 gr. |
| Lessive de soude. Densité 1,12. | 600 gr. |

On mêle peu à peu les deux solutions, et on ajoute assez d'eau pour former un litre (10 centimètres cube de ce réactif sont réduits par 5 centig. de sucre, contenus dans l'urine). La liqueur de Fehling doit être conservée dans un endroit frais et obscur, sous peine de s'altérer ; sous l'influence de la lumière, il se ferait un dépôt rouge d'oxyde de cuivre. La glycose est très-avide d'oxygène, aussi réduit-elle facilement les sels de bismuth, d'argent, de cuivre ; c'est cette dernière réaction qu'on utilise dans la liqueur de Fehling. Elle est également plus manifeste, en présence d'un alcali fixe et par l'emploi de la chaleur. Or, comme la précipitation d'un sel de cuivre par la glycose n'est pas un fait isolé, mais commun à d'autres substances organiques, telles que l'acide urique, la leucine, l'allantoïde, la créatinine, la cellulose, le tannin, le chloroforme ; comme d'une autre part les matières albuminoïdes, l'ammoniaque, empêchent le phénomène de se produire, il est absolument nécessaire de procéder, en éliminant les causes d'erreur. On chauffe un petit échantillon d'urine : si celle-ci est albumineuse elle coagulera, et le dépôt restera sur le papier à filtre ; il peut se faire également un précipité de phosphate terreux, on ajoutera ensuite la liqueur de Feyling ; on chauffe de nouveau, et on obtient un dépôt rouge d'oxyde cuivreux. Quant au dosage, on verse dans une burette graduée une certaine quantité d'urine, et on ajoute peu à peu la liqueur cupro-potassique titrée. Lorsque celle-ci n'est plus décomposée, on calcule depuis la quantité employée, la proportion du sucre qui lui correspond.

*Réactif de Moore.* — On mêle à l'urine : moitié

de son poids de solution de potasse, on fait bouillir ; — le voit-on bouillir, c'est qu'il y a du sucre.

*Procédé de Gondoin.* — On laisse tomber une goutte d'urine sur une bandelette de vieux linge qu'on expose à des charbons ardents : l'urine s'évapore, le sucre se transforme en caramel, laissant une tache brune d'autant plus foncée, que la quantité de glycose est plus forte.

Je ne mentionne également qu'à titre d'indication, les réactifs de Trommer, de Bareswill, de Frommeherz, de Maumené, de Pettenkofer, de Bœttger, la fermentation, l'emploi du polarimètre, du saccarimètre, du diabétomètre de Robiquet.

La glycosurie se rencontre plutôt chez l'homme que chez la femme, elle est plus commune après l'âge de 40 ans. On la rencontre passagèrement dans la grossesse (Blot), dans les affections traumatiques du foie, chez certains tuberculeux, dans quelques altérations graves du cerveau (Leudet, de Rouen.—*Gazette médicale*. 1857), à la suite d'une frayeur et d'émotions violentes. Les admirables travaux de Cl. Bernard donnent la clef de ces phénomènes; l'humidité a également une fâcheuse influence sur sa production.

L'urine diabétique est limpide, plus dense (1020 à 1074, alors qu'à l'état normal l'aréomètre marque 1012 à 1020). Ainsi ce seul fait d'une urine très-dense et sans dépôt, doit faire penser au diabète. Elle est également plus acide et plus abondante à cause de la soif qui tourmente les malades, et leur fait ingérer plus de boissons. Elle est poisseuse et laisse sur les chemises de ceux qui en sont affectés des taches qui raidissent le linge. Quelques jours après son émission, l'urine devient plus acide, elle fermente, et on y trouve des produits confervoïdes, de deux sortes de mycodermes, celui de la levure et celui du penicillum glaucum. Les sporules du penicillum sont rondes, plus petites que celles de la levure, lesquelles ont la forme de cellules ovalaires, pâles, transparentes, contenant de un à deux noyaux, tantôt juxtaposées comme les anneaux d'une chaîne, tantôt formant de petits îlots, des plaques, des amas d'une étendue variable. Pour les bien voir il faut employer un grossissement considérable de 500 diamètres environ. A mesure que la fermentation alcoolique s'accentue, que l'acide carbonique est en plus grande quantité, ces globules se forment, envahissent l'urine qui contient en même temps divers acides, tels que l'acide acétique, lactique, butyrique ou formique. L'odeur qui se dégage d'un flacon d'urine diabétique conservé quelque temps, suffirait à la reconnaître. C'est une odeur d'acide gras, de fromage, très-caractéristique, due, d'après Peters, à l'acétone $C^6H^6O^2$. L'urine mellitique contient plus de chlorure de sodium —la quantité éliminée peut atteindre jusqu'à 20 ou 25 grammes par jour — plus de phosphates, assez souvent plus d'urates. La quantité d'eau plus grande excrétée peut venir :

1° Des boissons ;

2° Des aliments ;

3° De la diminution ou de la suppression des sueurs.

Enfin il n'est pas rare de constater la coïncidence de l'albuminurie et du diabète.

## TRAITEMENT.

Il est à la fois hygiénique et curatif.

*Traitement hygiénique.* — Pas de féculents, car s'ils ne fournissent pas directement du sucre, ils stimulent l'activité du foie qui en fabrique davantage. Tous les natrums sont utiles dans le diabète, dit Ozanam (*Biblioth. homœopathique*, tome II, février 1874), et cela se comprend, puisque, comme nous l'avons vu plus haut, il y a déperdition de chlorure de sodium ; de là, l'utilité des voyages en mer. Pour combattre l'acidité de l'urine, on s'adresse habituellement aux eaux alcalines, comme Vichy, Bondonneaux, Pougues, Carlsbad, Condillac, Balaruc, Bourbon-l'Archambault, Saxon-les-Bains (iodo-chlorurées arsenicales). On a enfin préconisé l'huile de foie de morue dont l'emploi est rationnel, puisqu'il y a déperdition de phosphates. D'autres raisons pourraient être également invoquées. Qu'il nous suffise de dire qu'il faut donner l'huile de foie de morue à doses fractionnées pour ne pas fatiguer l'estomac. L'examen de l'urine indiquera quand celle-ci devra être suspendue ou reprise.

Dans le premier cas, en effet, on pourra constater la présence d'un grand nombre de gouttelettes huileuses qui sont excrétées faute de pouvoir être assimilées.

Bien que l'on ait soutenu que l'ingestion de l'alcool augmente la proportion du sucre, j'ai souvent remarqué, dit Beale, page 304, « que des quantités « modérées d'eau-de-vie et de whisky peuvent être « conseillées avec avantage. Je n'ai jamais vu qu'il « en soit résulté d'inconvénients. Ce stimulant m'a « paru dans certains cas améliorer les malades. »

N'est-ce pas là de l'homœopathie sans le savoir?

« Diverses infusions amères, dit-il encore, comme « le quassia, les citrates de potasse et d'ammonia- « que, peuvent être quelquefois utiles. » L'action dynamique du médicament dérive alors de son action chimique. Se reporter sur ce que nous avons dit plus haut sur l'ammoniaque et la faculté singulière qu'il a de masquer les réactions du glycose.

*Traitement curatif.* — Nous dirons ici ce que nous répéterons bien des fois dans le cours de cet ouvrage. Il n'existe pas de spécifique du diabète, mais seulement des spécifiques de diabétiques. L'examen de l'urine de chaque malade permet seul de reconnaître les spécifiques individuels. Les médicaments capables de détruire sous le microscope les globules de ferment et les autres produits que contient l'urine, seront mathématiquement les curatifs cherchés. Un grand nombre de substances peuvent trouver leur application, telles sont : l'altium sativum, l'asclepias, le chloroforme, le cuivre, la cantharide, le curare (1), l'héloniasdioïca, le carbonate de chaux, l'arsenic, la morphine, le nitrate de potasse, l'acide nitrique, la voix vomique, le ledum, le mercure, l'opium, l'acide phosphorique, la scille, le thuya, le nitrate d'urane, le veratrum.

Mais au milieu de tous ces médicaments, il en est trois qui plus souvent que les autres se trouvent être les spécifiques des diabétiques, si l'on peut s'exprimer ainsi : nous voulons parler du phosphore, de l'arsenic, et du nitrate d'urane.

Cl. Bernard a fait à ce sujet quelques expériences curieuses qu'il n'est pas inutile de rappeler. Du sang diabétique est mis dans différents flacons contenant :

Le premier, de l'oxygène pur ;

Le 2e, de l'hydrogène pur également ;

Le 3e, de l'hydrogène arsénié ;

Le 4e, de l'acide carbonique ;

Le 5e, de l'air.

Le sang reste rouge avec tous les gaz ; seul, l'hydrogène arsénié le rend noir. Après deux heures de contact, le sucre a complètement disparu dans ce dernier gaz, alors qu'il est parfaitement conservé dans l'hydrogène pur. Ce n'est donc pas à

(1) Dans l'empoisonnement par le curare, les urines sont excrétées en plus grande quantité ; elles deviennent claires et contiennent du sucre de diabète. (Cl. Bernard, Rabut., p. 159.)

l'hydrogène, mais surtout à l'arsenic, qu'il faut rapporter la glycose devenant noire et disparaissant en présence de l'hydrogène arsenié.

L'expérience clinique a corroboré ces données. Ainsi, un diabètique soumis au traitement arsenical perdra beaucoup moins de sucre qu'il ne le faisait auparavant. Il n'est pas rare de voir l'invasion de la maladie précédée par du scorbut, des pétéchies, des éruptions furonculeuses, des anthrax, de la paraplégie, de la gangrène des orteils(1), et l'homœopathie sait bien que ce sont là des symptômes caractéristiques de l'arsenic.

Quant au phosphore, nous le trouvons indiqué par une élimination plus grande de phosphate, ce que nous savions déjà. « Les acides minéraux, » dit Beale (page 303), « sont quelquefois utiles; l'acide « phosphorique calme la soif. » Quand le phosphore sera indiqué, à quelque dose qu'on le donne, allopathique (2) ou homœpathique il soulagera. Or, chez les phthisiques, on sait que le sang veineux a une couleur rutilante notée par Sydenham, Boerhaave, Burdach, Par.

En présence du phosphore, le sang veineux prend, comme en présence de l'hydrogène arsénié, une coloration noire. Nous savons, depuis Cl. Bernard, que « la coloration noire du sang veineux est un caractère du sang ayant déjà servi aux métamor-

(1) *Studien über Diabetes Griesinger*, *Arch. von Wimderlich*; Stuttgard, 1859.

(2) Je parle de doses faibles.

phoses moléculaires et qu'elle est d'autant plus tranchée que les transformations organiques sont plus intenses et plus complètes, d'autant moins apparentes que les actions moléculaires sont plus imparfaites et plus faibles. »

Ainsi donc, analogie d'action entre le phosphore et l'arsenic, analogie d'application dans le diabète et la phthisie, alors qu'il n'est pas rare de voir un diabétique mourir plus rapidement par suite de complications tuberculeuses.

Le nitrate d'urane agit souvent d'une façon efficace au moins comme palliatif. Il est rare que son administration ne soit pas suivie d'un abaissement dans le chiffre de la glycose.

Nous ne publions pas d'observations sur les cas de diabète que nous avons eu à traiter, tantôt les malades n'ayant pas suivi le traitement avec assez de persévérance, tantôt nous étant arrivés dans une période trop avancée pour que l'espoir d'une guérison pût être fondé. Quand il en est ainsi, l'on est, ce me semble, obligé de s'adresser à la médecine ordinaire en choisissant, suivant les indications de l'urine, tel ou tel médicament, telle ou telle eau minérale. C'est qu'en effet il y a, à ce degré de l'affection, comme un empoisonnement chimique du sang nécessitant l'intervention de médicaments agissant chimiquement. Au début, il n'en est pas ainsi, on peut ne demander aux médicaments que leur action dynamique.

Malheureusement, l'examen de l'urine se fait

trop rarement et le diabète, à son début, est généralement méconnu.

## INOSITE.

L'inosite $C^{12}H^{12}O^{12}$ se présente sous la forme d'aiguilles cristallines rhomboïdales opaques.

Découverte par Scherer en 1850, dans les eaux mères d'extraction de la créatine, étudiée depuis par Gallois, elle est isomère du sucre de foie. On la rencontre quelquefois seule, mais le plus souvent en même temps que l'albumine et la glycose. La piqûre du plancher du quatrième ventricule détermine comme pour la glycose, une inosurie accidentelle ; on peut donc considérer l'inosite comme un produit de transformation de la matière glycogène du foie. On la trouve dans le tissu musculaire du cœur, dans le poumon, le foie, le cerveau, les reins surtout et dans les haricots verts. Les cristaux ont une saveur sucrée. Ils sont solubles dans l'eau, faiblement dans l'alcool étendu, insolubles dans l'éther.

Mise en contact avec de la levûre de bierre, l'inosite ne fournit pas d'alcool.

Avec une matière animale en putréfaction elle donne de l'acide lactique et butyrique.

Une solution aqueuse d'inosite additionnée d'acide nitrique, évaporée jusqu'à siccité, qu'on humecte avec de l'ammoniaque et un peu de chlorure calcium, qu'on évapore de nouveau à sec, prend une couleur rose caractéristique (Gallois).

Etant donnée une urine, si, ce qui arrive le plus souvent, celle-ci contient en même temps que l'inosite de la glycose ou de l'albumine, on élimine la glycose par la fermentation, l'albumine par la chaleur. On chauffe cette urine, on l'évapore jusqu'à consistance de sirop et on ajoute quelques gouttes du réactif suivant, dit de Gallois :

| | |
|---|---|
| Mercure. | 16 grammes. |
| Acide nitrique. | 32 — |
| Eau. | 16 — |

Il se forme un précipité jaunâtre qu'on étend sur les parois de la capsule. Le résidu devient blanc jaunâtre, et si l'on continue à chauffer l'on obtient une coloration rose qui disparaît par le refroidissement et reparaît par la chaleur. L'albumine en présence du réactif de Gallois devient rose, la glycose noire.

Pour obtenir une certaine quantité d'inosite on utilise la propriété que possède cette substance de donner en présence du sous-acétate de plomb un précipité gélatineux analogue à de l'empois, alors qu'avec l'acétate neutre rien de semblable ne se produit.

On verse dans l'urine de l'acétate neutre de plomb en solution; il se forme un précipité de phosphates, de chlorures et d'urates. On fait bouillir et l'on filtre. On évapore au quart et l'on ajoute alors le sous-acétate de plomb qui précipite l'inosite.

Le précipité est recueilli, lavé, soumis à un courant d'hydrogène sulfuré, d'où dépôt de sulfure de plomb et solution incolore d'inosite. On concentre celle-ci par l'évaporation et l'on verse de l'alcool fort qui précipite l'inosite.

## ACIDE URIQUE.

L'acide urique $C^{10}H^4O^6$ fut découvert par Scheele en 1776. Celui-ci l'appela d'abord lithique (λίθος, pierre) parce qu'il le considérait comme formant la base de tous les calculs. Vu à l'œil nu, l'acide urique se présente sous la forme de petits grains cristallisés adhérents aux parois du vase et formant au fond de celui-ci un dépôt plus ou moins abondant. Au microscope il présente un grand nombre d'aspects différents : ce sont le plus souvent de petites lamelles rhomboïdales à angles obtus très-arrondis, ayant en d'autres termes la forme losangique. Quelquefois incolores, souvent jaunâtres ou d'un jaune d'or admirable, les cristaux d'acide urique sont tantôt isolés, tantôt réunis, formant dans ce dernier cas des groupes chez lesquels il est commun d'observer la disposition en rosaces.

Il faut 1,500 parties d'eau froide pour dissoudre une partie d'acide urique, sa solubilité dans l'eau froide est donc faible. Il est plus soluble dans l'eau chaude, les alcalis, les solutions alcalines des lactates, phosphates, acétates, carbonates et borates; insoluble dans l'alcool et l'éther. C'est un acide faible par conséquent, facile à déplacer, cependant il a le pouvoir de décomposer les phosphates alcalins, il s'empare d'une partie de la base, produit un urate alcalin et laisse un phosphate acide. Quand on verse de l'acide nitrique concentré dans une urine riche en acide urique, une vive effervescence se produit en même temps que se forme une véritable bouillie cristalline.

L'effervescence est due au dégagement d'acide carbonique et nitreux, la bouillie cristalline à l'alloxane et à l'urée. Notons encore pour l'acide urique la réaction caractéristique de la murexide. Pour l'obtenir, on chauffe sur une plaque de verre quelques gouttes de sédiment additionnées d'un peu d'acide nitrique dilué. A mesure que le liquide s'évapore on voit apparaître un cercle rougeâtre qui traité par de l'ammoniaque, la plaque étant refroidie, passe au rouge pourpre puis violet, c'est la murexide ou purpurate d'ammoniaque. L'acide urique vient du sang et non des reins, et ce qui le prouve c'est que l'ablation des reins chez un animal n'empêche pas la présence de l'acide urique dans l'urine. Il vient du sang ou plutôt de la désassimilation des tissus. On en trouve dans le sang, la rate, le foie, le cerveau, les tissus fibreux, les parois vasculaires, les valvules aortiques. Il se montre rarement à l'état de liberté dans la vessie, si ce n'est dans certains cas pathologiques comme la gravelle et passagèrement à la suite d'ingestion de substances excitantes telles que le café et le champagne. Il se forme le plus souvent par décomposition des urates quand l'urine se refroidit. Sa présence dans les cas chroniques est l'indice d'un grand nombre d'affections en apparence différentes et dont la cause dépend de la diathèse rhumatismale et goutteuse, manifestation l'une et l'autre de la psore d'Hahnemann. C'est ainsi que dans les affections organiques du cœur, les céphalalgies chroniques, l'épilepsie, l'acide urique peut se montrer sous forme de gros cristaux une heure après l'émission de l'urine.

Voici quelques cas pathologiques recueillis dans les auteurs (Bouchard, Beale), où l'on a noté l'augmentation et la diminution de l'acide urique.

| | Acide urique. |
|---|---|
| Albuminurie. | — |
| Diabète. | — et + |
| Cancer du foie. | + |
| Congestion du foie. | + |
| Atrophie aiguë du foie. | + |
| Cirrhose. | + |
| Fièvre. | + |
| Bronchique chronique. | + |
| Emphysème pulmonaire. | + |
| Oligurie. | + |
| Chorée. | + |
| Empoisonnement par le plomb. | + |
| Action du quinquina. | — |

## ACIDE HIPPURIQUE.

L'acide hippurique existe en petite quantité dans l'urine à l'état d'hippurates. Il se montre tantôt sous forme d'aiguilles, tantôt sous forme de prismes rhomboïdaux. Pour ne pas le confondre avec le phosphate ammoniaco-magnésien ou l'acide urique, on ajoute une goutte d'acide acétique qui dissout le phosphate sans modifier l'acide urique. L'acide hippurique ne présente pas comme ce dernier la réaction de la murexide. Pour l'obtenir il suffit de faire évaporer au bain-marie un peu d'urine. Ainsi concentrée on y ajoute de l'acide chlorhydrique (procédé Icery). L'acide hippurique se dépose au bout de quelques heures. Bouilli avec l'acide nitrique, puis chauffé il laisse dégager une odeur analogue à celle de l'essence d'amandes amères.

On retrouve cet acide dans l'urine après l'ingestion d'acide benzoïque de certains fruits (prunes) ainsi que dans l'urine de certains diabétiques.

Nous ne mentionnons que pour mémoire la :

Leucine ($C^{12}H^{12}Az^2O^2$).
La tyrosine ($C^{18}H^{11}AzO^6$).
L'allantoïne ($C^{18}H^6Az^4O^8$).
La xanthine ($C^{10}H^4Az^4O^4$).
L'hypoxanthine ($C^{10}H^4Az^4O^2$).
La guanine ($C^{10}H^4Az^4O^6$).

## URÉE.

L'urée $C^2H^4Az^2O^2$ a été découverte en 1775 par Rouelle le cadet. Elle est le produit le plus complet des phénomènes de désassimilation organique qui se passent dans l'intimité des tissus. D'où vient l'urée? est-elle sécrétée par les reins comme le pensait Richerand? existe-t-elle primitivement dans le sang? La première hypothèse est abandonnée, depuis que Prévost et Dumas en 1821 ont montré que le sang d'animaux auxquels on a extirpé les reins renferme de l'urée. En réalité celle-ci existe dans le sang, dans l'humeur aqueuse de l'œil, dans la sérosité des ventricules cérébraux, dans l'eau de l'amnios, dans la salive, la sueur, etc., elle provient surtout de la transformation des matières azotées, et en particulier les matières albuminoïdes.

La quantité d'urée excrétée oscille entre 18 et 30 gr. par jour, elle varie suivant les populations, le genre de vie; le régime animal l'augmente, le végétal la diminue. C'est ainsi qu'en Angleterre, où on mange plus de viande, la moyenne de l'urée excrétée en vingt-quatre heures est plus considérable qu'en France, où on peut évaluer celle-ci à un chiffre variant de 18 à 25 gr. par jour.

L'homme en excrète plus que la femme, et celle-ci plus que le vieillard; on rend également plus d'urée le jour que la nuit, et cela d'autant plus que l'activité musculaire et l'activité cérébrale sont plus fréquemment et plus fortement mises en jeu. Nous indiquons sous forme de tableau les conditions physiologiques diverses, dans lesquelles on a constaté l'augmentation ou la diminution de l'urée.

| *Régime animal.* | | *Régime végétal.* | |
|---|---|---|---|
| | | Epoque menstruelle. | — |
| 1 Ingestion de sel marin. | + | 1 Alcool. | — |
| 2 Ingestion de potasse. | + | 2 Café. | — |
| 3 — de ferrug. | + | 3 Valérian. de Caféine. | — |
| 4 — hypophosphites de soude. | + | 4 Thé. | — |
| 5 Ingestion de chlorure de potassium. | + | 5 Iodure de potassium et sodium. | — |
| 6 Ingestion d'ammon. | + | 6 Arsénicaux. | — |
| 7 — de coca. | + | 7 Chlorate de potasse. | — |
| 8 — d'oxyg. | + | 8 Azotates de potasse et de soude. | — |
| 9 — de diurétique. | + | 9 Sels de potassium et de sodium à acides organiques, citrates, tartrates, etc. | — |
| 10 Ingestion de nitre et silicates alcalins. | + | 10 Brom. de potassium. | — |
| 11 Travail musculaire et en même temps plus de chlorure. | + | 11 Mercure. | — |
| 12 Travail cérébral et en même temps plus de phosphate et de sulfate. | + | 12 Valériane. | — |
| 13 Bains froids. | + | 13 Digitale et Digitaline. | — |
| | | 14 Sulfate de quinine. | — |

1, 2, 4, 5, 6, Rabuteau.
3, Donrowki.
7, Cazeaux.
8, Siger.
11, 12, Byasson.
13, Lechman.

1, 4. 5, 6, 8, 9, 10, Rabuteau.
2, Böcker-Eustratiadis.
11, 12, Bouchard.
13, Megevand.
14, Rauke.

Au point de vue clinique, notons que l'urine contenant beaucoup d'urée est assez souvent d'un beau jaune, d'une odeur forte, *sui generis*. Il n'est pas rare de voir l'excès d'urée coïncider d'une part avec une acidité plus grande de l'urine, de l'autre avec une quantité notable d'oxalate de chaux. Les maladies viennent également en troublant l'organisme augmenter ou diminuer l'excrétion de l'urée.

*Maladies inflammatoires.*

| | | | |
|---|---|---|---|
| Fièvre typhoïde. | + | Affections chroniques. | — |
| — éphémère. | + | Emphysème. | — |
| — synoque. | + | Maladies du cœur. | — |
| Embarras gastrique fébrile. | + | Chloro-anémie. | — |
| Fièvre éruptive. | + | Phthisie lente. | — |
| Erysipèle. | + | Affection de la moelle épinière et cerveau. | — |
| Varioloïde. Urticaire. | + | Affections des reins. | — |
| Scarlatine. Rougeole. | + | Paralysie. | — |
| Fièvres cérébr. aiguës. | + | Hémiplégie. | — |
| Méningite. | + | Scorbut. | — |
| Rhumatisme articulaire aigu. | + | Maladie d'Addisson. | — |
| Hydropisie. | + | Choléra. | — |
| Pneumonie. | + | Urémie. | — |
| Cystite. | + | Typhus d'abord. | + |
| Ictère. | + | Typhus ensuite. | — |
| Fièvres intermittentes (accès). | + | Affections chroniques du foie. (+ leucine + tyrosine) | — |

Pour constater la présence de l'urée, il suffit de faire chauffer d'abord, ou évaporer un peu d'urine, on chasse ainsi une certaine quantité d'eau, puis, quand le liquide est devenu plus dense on ajoute un tiers d'acide nitrique. Il se forme un magma plus ou moins considérable de cristaux, de nitrate d'urée se présentant sous la forme de petites lamelles exagonales, transparentes. se recouvrant mutuellement.

On peut encore employer le procédé de Garrod dit du fil : dans une goutte d'urine on met un fil recouvert d'une lamelle que ce fil dépasse ; sur l'extrémité de celui-ci, on dépose une goutte d'acide nitrique, qui pénètre par capillarité sous la lamelle, et détermine autour de lui la précipitation des cristaux.

Les procédés de dosage de l'urée sont très-nombreux, citons pour mémoire le procédé de Leconte basé sur la décomposition de l'urée par les hypochlorites ; ceux d'Esbach, de Magnier, d'Yvon remplaçant les hypochlorites par les hypobromites ; celui de *Millon* fondé sur la décomposition de l'urée par les vapeurs nitreuses, celui de Liebig avec le pernitrate mercurique.

« Un procédé seulement approximatif mais très « rapide, variété du procédé Leconte, consiste à « introduire dans un long tube gradué en dixièmes « de centimètre cube d'abord un peu de mercure « puis un volume mesuré d'urine, de remplir en- « tièrement le tube de la solution d'hypochlorite de « soude et de retourner le tube en faisant plonger « son extrémité inférieure dans un verre renfer- « mant du mercure. Au bout de quelques instants

« la décomposition commence et l'azote se trouve « dans la partie supérieure du tube gradué où on « lit son volume. » (Marais, *Essai sur les urines*, p. 125.)

Pour plus de détails nous renvoyons le lecteur aux critiques autorisées que fait Bouchard des différentes méthodes de dosage de l'urée et à celle qu'il préconise. (V. *Tribune médicale*, n° 282 et suivants).

## CRÉATINE.

La créatine $C^9H^9Az^3O^2$ a été découverte par Chevreul, en 1835, dans le bouillon de viande.

On ne la rencontre que dans le tissu musculaire, le sang, l'urine et le liquide amniotique.

Elle a une saveur ammoniacale, âpre, piquante.

Elle est inodore, inaltérable à l'air, soluble dans 75 parties d'eau froide, dans les solutions alcalines; insoluble dans l'éther; peu soluble dans l'alcool et très-soluble dans l'eau chaude.

Elle se dissout dans les acides faibles, et quand on la chauffe dans un acide concentré elle perd son eau et se transforme en créatinine.

Elle prend naissance dans le tissu musculaire. C'est un produit véritablement excrémentitiel, plus abondant chez l'animal qui a couru que dans l'état de repos.

Elle se présente sous la forme de prismes rectangulaires, brillants, nacrés.

Pour l'obtenir de l'urine, on prend une assez grande quantité d'urine fraîche à laquelle on ajoute de l'eau de chaux et du chlorure de calcium pour précipiter les phosphates. On filtre, on évapore pour séparer les sels cristallisés. La partie liquide est ensuite traitée par du chlorure de zinc. On laisse reposer quelques jours jusqu'à formation de cristaux, formés de créatine, de créatinine et d'une combinaison de créatinine et de chlorure de zinc. Puis dissolution des cristaux dans l'eau bouillante, et traitement par l'oxyde de plomb (formation de chlorure de plomb basique insoluble, d'oxyde de zinc et de créatine en solution). On fait passer enfin un courant d'hydrogène sulfureux. On évapore et l'on ajoute de l'alcool bouillant qui dissout la créatinine et laisse la créatine insoluble.

La créatinine, $C^4H^7Az^3O$, découverte par Liebig, n'est que la première privée de deux équivalents d'eau. L'urine en putréfaction ne renferme plus de créatine ni d'urée, mais, au contraire, beaucoup de créatinine.

Un adulte perdrait 1 gramme de créatinine par jour. La proportion augmenterait dans l'urémie, dans les maladies aiguës, et surtout la pneumonie et les fièvres intermittentes.

### Biliurie.

La biliurie, ou passage de la bile dans l'urine, dont elle colore tous ou presque tous les éléments, a été dans ces derniers temps l'objet de travaux considérables ; nous n'en retiendrons que ce qui a rapport à la pratique journalière. Les urines bilieuses ont une coloration caractéristique marquée, surtout au contact du vase qui les contient, elles sont ordinairement alcalines, ou neutres, et moussent par l'agitation, or la bile se compose pour 1,000 parties :

| | | | |
|---|---|---|---|
| Eau. | 915,10 | à | 819,90 |
| Chlorure de sodium. | 2,77 | à | 3,50 |
| Phosphate de soude. | 1,60 | à | 2,50 |
| — de potasse. | 0,75 | à | 1,50 |
| — de chaux. | 0,50 | à | 1,50 |
| — de magnésie. | 0,45 | à | 0,80 |
| Sels de fer. | 0,15 | à | 0,30 |
| — de manganèse. | Traces | à | 0,12 |
| Silice. | 0,03 | à | 0,06 |
| *Principes de la deuxième classe.* | | | |
| Taurocholate ou cholate de soude (biline). | 56,50 | à | 106.20 |
| Cholestérine. | 1,60 | à | 2,66 |
| Lécithine, margarine, oléine. | 3,20 | à | 31,00 |
| *Principes de la troisième classe.* | | | |
| Biliverdine. | 14,00 | à | 30,00 |

*Robin* (Humeurs).

Se plaçant à un autre point de vue, on peut dire encore que la bile est formée :

1° De sels biliaires ;

2° De matières colorantes, et surtout de biliverdine;

3° De cholestérine ;

4° De mucus et de sels minéraux, communs à beaucoup d'autres liquides, chlorures, phosphates, etc.

### 1° *Sels biliaires.*

Ils sont formés par la combinaison de la soude et de la potasse, d'une part, avec des acides azotés et sulfo-azotés de l'autre ; ces derniers appartiennent en propre à la bile, ce sont les acides tauro-cholique et glyco-cholique.

Le *tauro-cholate de soude* $C^{26}H^{42}AzSo^7Na$, principe amer de la bile, précipite par le sous-acétate de plomb.

Le *glycocholate de soude* $C^{26}H^{42}AzO^6Na$ précipite, au contraire, par l'acétate neutre de plomb. Ces deux réactions sont utilisées quand on veut obtenir les deux acides taurocholique et glycocholique. Ce sont ces sels biliaires (sels azotés et sulfo-azotés) qui, en vertu de l'affinité homœopathique, expliquent le rôle principal, attribué aujourd'hui à la bile, celui de dissoudre les substances azotées des aliments. La bile n'a-t-elle que ce rôle ? et faut-il taxer d'erreur la croyance ancienne qu'elle servirait à émulsionner les corps gras alimentaires ? c'est aller, ce me semble, un peu loin. Quoi qu'il en soit l'acide taurocholique ou choléique, traité par une solution bouillante de potasse ou de soude, ou bien encore sous l'influence de la putréfaction, se dédouble en taurine et acide cholalique. Dans le corps humain, quelque chose d'analogue se produit ; les acides du suc gastrique décomposent le taurocholate de soude, une partie d'acide taurocholique, mise en liberté, se dédouble en taurine, dont on retrouve une certaine quantité dans les matières fécales, et en acide cholalique, qui forme, avec les alcalis de l'alimentation, les cholates de soude et de potasse.

L'acide glycocholique, traité comme le précédent, par une solution de potasse ou de soude, se change en glycochole ou sucre de gélatine et en acide cholalique.

*Recherches des acides biliaires.* — Réaction de Pettenkoffer. Mettre dans l'urine un petit fragment de sucre ou de l'eau sucrée, et ajouter lentement (pour que l'élévation de la température ne se fasse pas brusquement, cas dans lequel la réaction est moins nette) quelques gouttes d'acide sulfurique; on agite quelques instants avec une baguette de verre, il ne tarde pas à se produire une coloration violet pourpre caractéristique. Si l'urine est albumineuse, on coagule l'albumine, puis on filtre.

### 2° *Matières colorantes biliaires.*

Les pigments biliaires ont reçu diverses dénominations, nous les distinguerons avec Rabuteau en bilirubine, biliverdine, bilifuscine, biliprasine et bilihumine.

Nous plaçant au point de vue de la solubilité de ces matières pigmentaires dans telle ou telle substance, et désignant par O oui, ou par N non, nous résumerons dans un court tableau leurs principaux caractères :

| | Eau. | Alcool. | Ether. | Alcalis. | Chloroforme. | Benzine. | Sulf. Carbone | Acides. |
|---|---|---|---|---|---|---|---|---|
| Bilirubine ($C^{16}H^{18}Az^{2}O^{3}$) | n | n | n | O | O | O | O | |
| Biliverdine ($C^{16}H^{20}Az^{2}O^{5}$) | n | O | n | | | | | |
| Bilifuscine ($C^{15}A^{20}Az^{2}O$) | n | O | n | O | O | | | |
| Biliprasine ($C^{32}H^{44}Az^{2}O$) | n | O | n | O | n | | | |
| Bilihumine | n | n | n | O | n | | | n |

*Recherche des matières colorantes.* — ***Réactif de Gmélin.*** — Dans un vase conique verser de l'acide nitrique, exposé quelque temps à l'air pour favoriser la production de vapeurs nitreuses ou mieux un mélange d'acide nitrique et sulfurique qui donne le même résultat. On ajoute l'urine à examiner; celle-ci, plus légère, surnage; bientôt la limite de séparation des deux liquides s'accuse par une zone verdâtre, et au-dessous de celle-ci des bandes présentant les couleurs que donne le prisme, et surtout en allant de haut en bas, le bleu, le violet rouge, le rouge et le jaune.

### 3° *Cholestérine.*

Outre les sels biliaires (taurocholates et glycocholates de soude), outre ces pigments biliaires que nous venons de mentionner, la bile renferme encore du mucus; des sels minéraux, chlorures, phosphates, chlorhydrates d'ammoniaque et phosphates ammoniaco-magnésiens (Bergeret), des granulations moléculaires grisâtres, des gouttelettes d'huile, des cellules épithéliales prismatiques, de la cholestérine.

Nous renvoyons le lecteur, pour ce qui concerne cette substance, au Traité de Robin et Verdeil (*Anat. pathol.*, t. III, p. 49). Il serait des plus importants de savoir, d'une part, quels sont les médicaments qui neutralisent ou favorisent l'élimination des produits immédiats excrémentitiels cholestérine, biliverdine, et de l'autre, lequel de ces principes est dominant dans telle ou telle affection hépatique ou autre.

Si l'on se reporte à notre observation où nous avons vu la pulsatille déterminer la précipitation de la margarine, on comprendra mieux notre pensée.

Le nombre des classifications dont l'ictère a été le sujet ou le prétexte est énorme. Au point de vue clinique, l'ictère peut être dit simple, bénin, par autoseptie partielle de biliverdine, ou complexe, grave, malin, par autoseptie totale des éléments biliaires excrémentitiels. Nous reproduirons la classification de Gubler, faite dans un ordre d'idées différent, non que nous la trouvions parfaite, mais s'appuyant des données précises de la chimie, elle est en ce moment ce qu'il y a de plus acceptable.

| Ictère biliphéique. | Ictère hémaphéique. | Ictère mixte. |
|---|---|---|
| *Couleur*. — Du jaune doré au brun foncé. Urine teignant le linge en jaune verdâtre. Pouvoir tinctorial considérable. Avec l'acide nitrique, colorations du prisme vert-bleu-violet-rouge. | *Couleur* souvent plus faible ; quand elle est forte elle conserve encore ce caractère d'être terne. Couleur brun rouge sombre du thé fort. Urine donnant au linge une nuance rougeâtre et par la dessiccation une teinte de chair de saumon. Pouvoir tinctorial relativement faible. | |
| L'*acide nitrique* détermine un précipité de résine biliaire soluble dans l'alcool (non dans l'éther) et pris ordinairement pour de l'albumine. | *Acide nitrique*. — Couleur foncée d'acajou vieilli. Quelquefois la concomitance d'un ictère hémaphéique et d'un dérangement intestinal donnera avec l'acide nitrique une coloration verdâtre feuille-morte, résultat de la superposition du jaune brun de l'urine et de l'indigose. Il suffira de verser de l'éther qui, s'emparant de l'indigose, détermine la formation d'un anneau bleu à la partie supérieure du tube, le reste de l'urine devenant jaune. Pas de précipité de résine biliaire. | *Coloration* indécise sale feuille morte due au mélange du vert et du brun de la biliphéine et de l'hémaphéine. |
| *Causes :* Rétention de la bile dans les acini et les conduits hépatiques par suite d'un obstacle à l'écoulement de la bile (spasmes, rétrécissements, inflammation, adénite et dégénérescence des ganglions du hile, compression par une tumeur hépatique, gastrique hépatique, tumeur cancéreuse, oblitération par des calculs, un bouchon de mucus. | *Causes :* Affections générales changeant l'économie nutritive de la glande hépatique soit par la suppression de certains matériaux, soit par l'apport exagéré d'autres éléments. On l'observe dans les phlegmasies aiguës avec destruction rapide des hématies, le rhumatisme articulaire aigu, la pneumonie, l'embarras gastrique, la fièvre gastro-hépatique, certaines fièvres graves, la fièvre jaune, l'infection purulente, la cirrhose, la colique de plomb, l'ictère des nouveau-nés. | |
| *Symptômes*. — Prurigo, affection papuleuse, papulo-squameuse et lichénoïde de la peau. Ralentissement du pouls dans la période d'état. | *Symptômes*. — Coloration jaunâtre des tissus, pommettes violacées brunâtres, teintées de varicosités capillaires veineuses aux pommettes, nez, arrière-bouche. Congestions fréquentes de certains organes du cerveau, céphalalgie obtuse et vertiges des lombes, courbature, lassitude. Les malades sont mous, paresseux, de méchante humeur. Symptômes beaucoup plus graves suivant l'affection générale qui domine. Pas de démangeaison ; pas d'exanthème. Le ralentissement du pouls est plus rare ; s'observe dans la convalescence. | |

Les deux ictères peuvent renfermer de l'albumine et de l'indigose.

## ALBUMINE.

La présence de l'albumine dans l'urine, selon qu'elle est passagère ou permanente, constitue soit une maladie propre (néphrite albumineuse, maladie de Bright), soit un symptôme commun à des affections différentes.

*Albuminurie chronique*, *maladie de Bright.* — L'urine est pâle, avec un reflet verdâtre, ressemble à celle des chloro-anémiques. Sa densité est moindre, variant entre 1,006,3 et 1,014,7.

En dehors des réactions chimiques, la présence de l'albumine se reconnaît par l'examen microscopique qui laisse voir quelques-uns des lambeaux des tubes de Bellini, et, le plus souvent, l'épithélium qui en tapisse la paroi interne ; c'est, en général, un épithélium pavimenteux, avec un ou deux noyaux sphériques volumineux. L'agglomération de ces cellules épithéliales unies entre elles par une substance organique homogène et hyaline, forme ce que l'on a nommé les cylindres de l'urine albumineuse. — Ceux-ci se présentent sous deux formes rappelant elles-mêmes deux phases différentes de la maladie : 1° forme granuleuse ; 2° forme hyaline.

1° *Forme granuleuse.* — Les cylindres granuleux resserrés parfois en certains points, sont larges de 20 à 30 μ., rarement de 40 μ. Leurs extrémités sont ordinairement irrégulières, déchirés ;

plus rarement l'une d'elles est arrondie, renflée ou non (Robin).

Les cellules épithéliales sont d'abord légèrement troubles ; leur noyau peu visible, devient plus apparent avec l'acide acétique. C'est là le premier degré de l'albuminurie; puis le trouble s'accentue; on voit qu'il est dû à la présence de granulations d'un gris noirâtre qui remplissent la cellule et masquent le noyau.

On constate également l'existence de globules graisseux réfractant fortement la lumière. En même temps, les cylindres s'encroûtent de sédiments d'urates concourant à augmenter leur opacité et leur aspect ponctué. Des globules sanguins et des leucocytes accompagnent presque toujours ces éléments. Telles sont les lésions de l'albuminurie commençante et confirmée. Ajoutons que la forme spéciale des cellules permettra de localiser la lésion. — C'est ainsi que l'épithélium nucléaire appartenant aux culs-de-sac urinipares, indique la néphrite corticale, un mélange d'épithélium pavimenteux et nucléaire, l'inflammation de la substance tubuleuse, l'épithélium sphérique, l'inflammation des bassinets, prismatique, celle des uretères.

2° *Forme hyaline.* — Les cylindres hyalins appartiennent à un état plus avancé de l'albuminurie. Comme l'indique leur nom, ils sont transparents à tel point que, pour les apercevoir, il faut les colorer avec une solution d'iode dans l'iodure de potassium ou une solution de fuchsine, ou bien encore éclairer obliquement la préparation. Ils sont pâles, longs de 500 $\mu$. à 1 mill., larges de 10 à 50 $\mu$. Leur extrémité est une sorte de brisure nette. Sont-ce les cylindres précédents dont les cellules sont tellement dilatées que leurs parois semblent avoir disparu? Sont-ils formés de fibrine coagulée pure? Quoi qu'il en soit, ils ont l'apparence de petites plaques présentant çà et là des fêlures, et contenant ou non quelques noyaux. Ils sont, comme les cylindres, granulo-graisseux, accompagnés de cristaux d'urate, d'oxalate, de phosphate, de globules sanguins et purulents. On les trouve d'autant plus abondants, que l'affection est plus grave.

En dehors de ces lésions communes, il existe des variétés de néphrite albumineuse caractérisées par la dégénérescence graisseuse des vaisseaux capillaires; c'est alors qu'on peut rencontrer dans l'urine, des fragments atrophiés de tubuli et par la dégénérescence dite amyloïde des vaisseaux.

Dans ce cas, l'iode et l'acide sulfurique donneront tantôt une couleur brunâtre, tantôt les colorations plus variées du prisme.

Pour l'examen microscopique d'une urine albumineuse, on laissera reposer celle-ci et l'on versera le dépôt dans un verre à pied. Quand les couches du liquide seront parfaitement distinctes, on aspirera avec soin l'urine avec une pipette ou un compte-gouttes, et l'on placera comme d'habitude, sous l'objectif, une goutte ou deux de la portion visqueuse. — Si l'on ne prenait cette précaution d'examiner toujours le dépôt, voici ce qu'il pourrait arriver : Vous versez, dans une urine fraîche, quelques gouttes d'acide nitrique; vous obtenez un précipité abondant d'albumine. Le lendemain, l'urine étant reposée, vous renouvelez l'expérience, et, à votre grand étonnement, l'urine n'est plus albumineuse. Vous n'obtenez le résultat cherché qu'en agitant la bouteille et en disséminant le dépôt. Un fait semblable ne pourrait guère arriver que dans une albuminurie passagère; mais nous l'avons observé.

L'albuminurie se rencontre dans un grand nombre de circonstances différentes : cas pathologiques, empoisonnements provoqués.

On l'observe à la suite de refroidissements, dans la syphilis (Rayer, Virchow), la scarlatine, le choléra, la grossesse; dans l'empoisonnement par divers métaux : le platine, l'or, le palladium, le nickel, le cadmium et (1) divers sels, sélénites, tellurites (Rabuteau), le plomb (Ollivier), l'argent (Liouville), l'osmium (Rabuteau), le mercure (Bouillaud), l'usage de la térébenthine, du copahu, de l'alcool, du cubèbe. Enfin, l'albumine est coagulée (2), et le précipité est insoluble dans un excès des solutions des sels d'argent, de plomb, d'uranium, de pallade d'or, d'iridium. Remarquons en passant que quelques-uns des métaux pris à l'inté-

(1) *Eléments d'urologie*, p. 173. (2) *Idem.*, p. 174.

rieur à dose toxique déterminent l'albuminurie, coagulent également l'albumine dans un verre à expérience. Il est incontestable qu'il y a, dans ces données, une indication thérapeutique positive pour un homœopathe. C'est ainsi que l'or convient à merveille dans certaines affections organiques du cœur, celles-ci présentant toujours, au déclin de la maladie, de l'albumine dans les urines. Ajoutons enfin qu'elle est maintenue en dissolution par la potasse, la soude et les carbonates de ces bases qui l'empêchent de coaguler par la chaleur, et que l'acide phénique, la créosote, le tannin, l'aniline, et presque tous les acides, si ce n'est l'acide phosphorique, picrique, formique et tartrique, en déterminent la coagulation.

Le procédé le plus simple pour la recherche de l'albumine, consiste à verser dans une éprouvette contenant l'urine, 1/10 de son volume d'acide nitrique. On opère lentement en faisant glisser goutte à goutte le liquide le long des parois du verre. Il se forme alors trois couches : une inférieure légèrement teintée par l'acide ; une moyenne constituée par le coagulum albumineux ; une supérieure formée d'urine et d'acide urique. C'est là le procédé le plus simple.

La chaleur peut également être employée ; mais il existe avec elle deux causes d'erreur qu'il faut connaître et éviter.

1° L'urine est neutre et contient peu d'albumine. Celle-ci pourrait se trouver dissoute par des sels alcalins, et rester méconnue. Il faut donc constater toujours, avant de faire chauffer, l'état d'acidité ou d'alcalinité de l'urine, et, dans ce cas, ajouter une goutte ou deux d'acide acétique.

2° La seconde cause d'erreur qu'il faut éviter se trouve dans l'emploi de l'acide nitrique. Bence Jones, le premier, a signalé le fait curieux de la non-coagulation d'une urine albumineuse en présence de quelques gouttes seulement d'acide nitrique ou chlorhydrique. Beale, pour expliquer ce phénomène, prend une solution albumineuse très-étendue, ajoute à peine d'acide azotique, et fait chauffer ; le coagulum se produit. Mais si, dans une seconde expérience, il ajoute de l'acide phosphorique ou un phosphate soluble additionné d'acide azotique, l'albumine ne se coagule plus : d'où il conclut que la quantité très-faible d'acide nitrique déplace l'acide phosphorique, dont le pouvoir dissolvant bien connu permet à l'albumine de rester liquéfiée.

Telle est la raison qui fait employer de préférence l'acide acétique, qui a cependant l'inconvénient de précipiter la mucine (1). Il faut enfin ne pas oublier que le malade pourrait avoir ingéré des médicaments résineux (térébenthine, cubèbe, copahu, santal), qui donnent, dans l'urine, un dépôt simulant l'albumine. Il suffirait d'ajouter de l'alcool qui le dissoudrait.

(1) La mucine se précipite mieux encore si à l'acide chlorhydrique ou ascétique on ajoute un peu d'acide sulfurique (dans ce dernier cas surtout).

## KYESTÉINE.

La kyestéine est une sorte de pellicule qui se montre souvent à la surface des urines ; ses reflets sont violets, chatoyants, nuancés de diverses couleurs. Il faut, pour bien la voir, la regarder obliquement. Elle n'est point spéciale à la grossesse, comme son étymologie κύησις, grossesse, semble l'indiquer. On la rencontre dans les deux sexes, à tous les âges, moins cependant dans la vieillesse. Je l'ai remarquée dans la diathèse rhumatismale, chez les grands mangeurs de viande rôtie et de pain, ne prenant pas suffisamment d'exercice. Chez l'un d'eux, dont les urines depuis des années se décomposaient à peine émises, répandant une odeur ammoniacale de bouillon insupportable, avec dépôt considérable d'urates et production de la pellicule kyestéique, un simple voyage, l'air de la campagne, suffisait pour leur donner presque instantanément une limpidité parfaite. La kyestéine est due à un défaut d'oxydation ou à un excès des matériaux azotés. Elle montre, quand on l'examine au microscope, des myriades de vibrions, s'agitant au milieu de cristaux de phosphates ammoniaco-magnésiens, de phosphates de chaux, d'urates.

Elle renferme également de la mucosine, des spores, çà et là elle se fragmente, les cristaux dont elle est surchargée augmentent son poids spécifique, quelques lambeaux tombent au fond du vase ou s'attachent à ses parois.

| URIN. NORM. | Coloration. | Quantité. | Densité. | Réaction. |
|---|---|---|---|---|
| | Jaune claire. | 1250 gr. | 1018 | Acide |

| | Réactifs. | | | | |
|---|---|---|---|---|---|
| CHLORURES. | Nitrate d'argent. 3 gr. ...............<br>Eau............ 30 » ............ | On ajoute 1 goutte d'acide azotique pour empêcher avec la précipitation des chlorures, celles des phosphates d'argent, ces derniers étant solides dans les acides. | | | |
| SULFATES. | Chlor. de baryum. 3 gr. .............<br>Eau........... 30 » ........... | On acidule préalablement avec acide chlorhydrique pour empêcher la précipitation des phosphates, lesquels sont solubles dans un milieu acide. | | | |
| 4 | Ammoniaque { En dépôt..... / En solution... | Phosphates terreux.<br>— alcalins. | Phosphates de chaux. De magnésie. Ammoniaco-magnésien.<br>Phophates de soude.. De potasse. | | |
| | (Acide acétique)<br>Chlorhyd. d'ammon. 6 gr.<br>Eau............... 60 »<br>—<br>Oxalate d'ammoniaq. 2 gr. 50<br>Eau............... 60 gr. | Phosphat. terreux | On ajoute de l'acide acétique jusqu'à dissolution complète du précipité. On ajoute encore une faible quantité de chlorhydrate d'ammoniaque puis une quantité plus grande d'oxalate d'ammoniaque : il se forme alors des cristaux d'oxalate de chaux. | | |
| PHOSPHATES | Ac. Molybdiq..... 4 gr.<br>$AzH^3$.............. 20 »<br>$AzO^5$.............. 35 »<br>Eau............... 15 » | Phosph. alcal. *a*. | On acidule avec acide azotiq. On ajoute ensuite quelques gouttes de molybdate d'ammoniaque..................... | Précip. jaune de phospho-molybd. d'amm.<br>Pas de précipité. C'est qu'il y a très peu d'acide phosphorique. | Recherche de l'acide phosphorique. |
| | Bichlor. de platine. 5 gr.<br>Alcool 60e........ 50 »<br>—<br>Bimeta-antimoniate de KO. Sel instable qu'on ne doit faire fondre qu'au moment. (Réaction mauvaise.) | *b*. | Dans l'autre portion on verse (après avoir chauffé pour chasser $AzH^3$) : 1° Quelques gouttes de bichlorure de platine.......<br>2° Quelques gouttes de biméta-antimoniate de potasse. | Précipité formé de beaux cristaux hexaédriques de chloro-platinae de potasse.<br>Greuu. Soude. | Recherche de la potasse. |
| RÉE. | Faire chauffer puis ajouter 1/3 d'acide nitrique. — Procédé du fil. | | | | |

# DEUXIÈME PARTIE

## Manuel opératoire.

Si les faits rapportés page 6 et suivantes, sont vrais, le microscope qui jusqu'ici avait surtout servi aux recherches de science pure, doit devenir, tôt ou tard, un instrument de pratique professionnelle et journalière. Nous n'en traiterons qu'au point de vue du sujet qui nous occupe.

Un microscope doit être bon avant tout, et sa valeur réside dans son appareil optique. Ajoutons qu'il peut être relativement bon marché, car au delà d'un certain prix, l'écart porte moins sur l'élément optique que sur les accessoires de l'instrument. En outre, pour le genre de recherches que nous aurons à faire, nous emploierons des acides, des bases.

Malgré tous nos soins, le microscope en souffrira, Nous avons donc besoin d'un instrument de fatigue excellent comme appareil optique, et suffisamment bon marché. Ceux de Verick (1), élève d'Hartnack, nous ont paru remplir ces conditions.

Nous engageons nos confrères à juger *de visu* et par eux-mêmes, les réputations acquises n'étant pas toujours le garant d'une véritable supériorité.

(1) Verick, rue de la Parcheminerie, n° 2.

Nous n'avons pas essayé le microscope chimique dont parle Robin (Traité du microscope, page 172). Théoriquement il paraît préférable pour le genre de recherches que l'uroscopie exige, mais nous ne sommes pas en mesure de le recommander. Pour rester dans des données pratiques, nous dirons que le plus petit modèle de Verick (objectif n° 2, oculaire n° 1, grossissement de 60 à 100$^e$), plus l'objectif n° 8 pour de plus forts grossissements (600$^e$) constitue l'indispensable et suffit le plus souvent. D'ailleurs on peut lui adjoindre à volonté les autres objectifs ou oculaires, et obtenir ainsi le grossissement désiré. Il faut remarquer d'une manière générale, dit Robin (Chim. anat., tome I, p. 544), « qu'il vaut toujours mieux employer les forts « pouvoirs amplifiants, de préférence aux plus fai- « bles. » Ce que dit le savant professeur est fort juste appliqué aux recherches scientifiques pures, mais cesse de l'être quand il s'agit d'obtenir les résultats pratiques que nous recherchons. Pour nous, nous préférons des grossissements modérés, 90, 100, 120, 150, 300$^e$, d'abord parce que l'usage de substances chimiques corrosives pouvant altérer le cuivre de l'objectif, il faut une distance suffisante entre celui-ci et le produit examiné, ensuite parce que la surface observée est dans ce cas plus étendue, avantage considérable quand il faut chercher et reconnaître rapidement la *matière causale* selon l'expression de Brunner. Il est clair néanmoins que les grossissements à employer varient surtout avec la nature et l'affection que reflète l'urine.

En dehors du microscope, nous employons les objets suivants :

1° Des verres de montre à cuvette ; ceux-ci devront être soigneusement choisis.

2° Des flacons munis de compte-gouttes, surmontés d'un diaphragme en caoutchouc et contenant les médicaments dont il est ainsi facile de porter une petite quantité dans les verres ci-dessus. A ce propos, nous recommanderons de vérifier avec soin la pureté des teintures mères dont on fera usage sous peine de prendre certains détritus végétaux pour des produits de l'organisme.

3° Enfin nous recommandons l'usage d'un cadre circulaire percé de trous destinés à recevoir les verres de montre, et glissant sur la platine du microscope. On pourra de cette façon exécuter successivement et avec rapidité plusieurs essais. Je ne mentionne que pour mémoire le papier de tournesol, les verres coniques, les agitateurs, la lampe à alcool, les tubes, les éprouvettes, les petites cuillers pour prendre et verser les poudres, l'urinomètre. Il est assez difficile de se procurer un bon urinomètre. On remarquera avec Beale, que le liquide devenant plus dense à mesure que l'on passe des couches supérieures aux inférieures, il est nécessaire que les degrés diminuent en longueur à mesure qne l'on va de l'extrémité supérieure à l'extrémité inférieure de la tige de l'instrument.

Quand on examine l'urine d'un adulte bien portant, celle-ci est, en général, d'un jaune clair limpide et l'on voit peu à peu, après quelque temps de repos, se former dans sa masse un nuage léger qui finit par descendre au fond du vase.

Ce nuage ou énorème est formé d'un mucus se coagulant par le refroidissement et l'évaporation à l'air libre et englobant quelques rares cellules épithéliales, quelques leucocytes plus petits que les globules blancs du sang, le tout provenant de l'appareil génito-urinaire.

L'acide acétique ou mieux l'acide acétique additionné de quelques gouttes d'acide sulfurique précipitent ce mucus.

Tous les auteurs signalent les formes complexes que présente l'épithélium des voies urinaires (calices, bassinet, uretères, vessie, urèthre). Celui-ci est mixte, en effet. Ce sont, pour la vessie, comme on le sait, des cellules épithéliales pavimenteuses à la surface; au-dessous une couche de cellules prismatiques, irrégulières, s'engrenant les unes dans les autres et ressemblant quand on les examinait isolées, aux cellules du cancer. Enfin, la portion la plus profonde est constituée par un lit de petites cellules presque cylindriques.

Cette variété d'aspect de l'épithélium vésical est cause sans doute que d'éminents observateurs n'ont pas vu ce qu'a vu Brunier. Sans parler d'autres éléments anatomiques tels que fibres de tissu conjonctif, globules de pus, fibres élastiques, musculaires, striées ou lisses, des cellules épithéliales venant d'autres organes affectés ont été certainement considérées comme tirant leur origine de la muqueuse vésicale. Ces détritus organiques ont dû être observés, mais leur véritable nature a été méconnue. Cependant cette urine tout à l'heure si limpide et si claire à l'état normal cesse de l'être dans bon nombre d'affections.

« On a remarqué, d'autre part (dit Rabuteau, « p. 214, *Eléments d'urologie*), que le mucus était plus abondant dans les « catarrhes pulmonaires et intestinaux, dans la « pneumonie, la pleurésie, la fièvre typhoïde. »

D'où vient donc ce mucus? Si l'on ne peut croire qu'il vienne d'organes situés au-dessus des reins, il faut admettre que par un phénomène sympathique la muqueuse génito-urinaire obéit comme l'organe affecté à une surexcitation morbide, que du mucus est sécrété par elle en quantité plus grande, et que la desquamation épithéliale, correspondante à celle du point malade, est également activée.

Quoiqu'il en soit de ces deux hypothèses sur lesquelles la science prononcera tôt ou tard, le fait matériel facile à constater est celui-ci :

Etant donnée l'urine d'un malade, son analyse faite, les verres de montre placés sur leur cadre tournant, on verse dans l'un d'eux ou plusieurs quelques gouttes de cette urine et l'on examine au microscope jusqu'à ce que des éléments organiques bien évidents apparaissent. On ajoute doucement une petite quantité de médicaments choisis d'après l'étude des symptômes, d'après les données homœopathiques.

Un exemple tout de convention fera mieux comprendre ma pensée.

Soit un cas de constipation chronique, les symptômes vous laissent indécis. Pour avoir une certitude, vous procédez comme je viens de l'indiquer, et vous ajoutez une très-faible quantité de sulfate d'alumine, puis de carbonate de plomb, enfin vous versez doucement quelques gouttes de teinture de noix vomique. Au milieu de ces corps divers qui troublent le liquide, vous ne perdez pas de vue l'élément qui a fixé votre attention, éloignant plus ou moins par la vis de rappel l'objectif à mesure que l'addition d'un nouveau médicament élève le niveau de l'urine.

Vous versez enfin dans le verre de montre avec précaution et au moyen d'un compte-gouttes, quelques gouttes d'acide sulfurique, et cela l'œil toujours fixé sur le microscope.

De deux choses l'une, ou vous verrez l'élément organique *fondre* nettement sous vos yeux, et alors vous conclurez qu'*alumina*, *nux vomica*, *plumbum*, sont les médicaments à administrer, ou bien vous le verrez fuir, dans le magma, au milieu des bulles d'air qui se sont produites, mais non disparaître. En faisant mouvoir le cadran circulaire, vous retrouverez cet élément ou un autre semblable. C'est un essai à recommencer. Il vous semble cependant qu'il y a diminution, mais non destruction complète des détritus organiques.

Quelques-uns des médicaments de la série précédente ne doivent pas être encore abandonnés.

Mettons de nouveau du sulfate d'alumine, du carbonate de plomb, et remplaçons la noix vomique par la teinture de bryone. Après addition d'acide sulfurique, tout a disparu et bien disparu. Votre choix est fait.

Il y a, comme on le voit, un véritable tâtonnement. Il faut quelquefois de très-nombreux essais pour réussir.

Le plus souvent, on remarque qu'avec tel essai, il y a diminution des éléments figurés, qu'avec tel autre la diminution est plus grande encore ; c'est en combinant un des médicaments d'une série avec ceux des autres, que vous atteindrez le résultat.

L'acide sulfurique seul ne détruit pas, et l'on peut, pour s'en convaincre, opérer sur une urine additionnée préalablement d'acide sulfurique qui fera disparaître quelques-uns seulement de ces éléments. Il n'agit qu'à la faveur d'une réunion de médicaments qui varie suivant chaque état pathologique et suivant chaque cas individuel.

Il se produit dans ce cas un phénomène admirable d'affinité en vertu duquel les éléments organiques qui flottent dans l'urine disparaissent comme doués d'intelligence devant certaines collections médicamenteuses.

Il faut avoir vu cet étonnant spectacle d'éléments

figurés fondant sous l'œil de l'observateur, indiquant la nécessité de l'intervention des agents qui les ont détruits, il faut avoir donné ces médicaments à l'intérieur, avoir vu l'amélioration surprenante déterminée par eux pour comprendre quelle force, quelle certitude donne au médecin cet examen microchimique. Il est clair que ces recherches doivent surtout être tentées au début des maladies. C'est à ce moment-là qu'on peut guérir avec un traitement bien institué. Plus tard, il est souvent trop tard. Quand un poumon contient des cavernes, il est rare, sinon impossible, de guérir. Mais en donnant à temps les médicaments que la nature réclame, on guérira toujours.

Quant à ce qui regarde la phthisie, nous engageons nos confrères à opérer de la façon suivante : qu'ils prennent les crachats et l'urine d'un phthisique. Ils pourront arriver avec assez de facilité à détruire les produits tuberculeux de ceux-ci ; qu'ils répètent le même essai sur l'urine, et les détritus organiques de celle-ci ne disparaîtront qu'en présence des médicaments que l'examen des crachats aura primitivement indiqués. C'est là un fait concluant qui pourtant semble diminuer de valeur en face des lignes suivantes :

« *A*. Crachats du hem, mucosine striée, granula-
« tions diverses, leucocytes, cellules épithéliales.
« L'acide sulfurique les gonfle, les rend très-pâles,
« dissout toutes leurs granulations, même grais-
« seuses, sauf les granules fins de noir de fumée

« plus ou moins nombreux qui rendent bruns ou « noirs ces crachats globuleux. » (Robin. Programme des cours d'histologie, p. 141.)

L'acide sulfurique peut, en tant qu'agent corrosif, détruire sur des crachats les éléments cités plus haut. Mais ces derniers ne sont pas les seuls qu'il s'agit de faire disparaître. Il en est d'autres, les fibres élastiques par exemple, qui résisteront et ne seront éliminées qu'avec le concours d'autres médicaments. Ainsi donc, au point de vue pratique, ajoutez sous le microscope quelques gouttes d'acide sulfurique sur des crachats tuberculeux, *tous les éléments* ne disparaîtront pas, ce résultat ne sera obtenu que par l'addition nécessaire, indispensable, d'agents médicamenteux variant suivant chaque malade, suivant chaque phthisique.

Comment expliquer, pour détruire les éléments figurés que renferme une urine pathologique, cette nécessité de l'intervention d'un acide énergique, qui souvent, mais non toujours, se trouve être l'acide sulfurique? je l'ignore. Néanmoins, cette sorte de spécificité concorde avec la quantité considérable d'affections chroniques nées d'un vice rhumatismal ou herpétique dans lesquelles le soufre vient à un moment donné jouer son rôle nécessaire. Hahnemann, dit-on, débutait toujours dans le traitement d'une maladie chronique par le soufre et le carbonate de chaux.

Dans le cas actuel nous venons de voir que nous considérons comme devant être administrés à l'intérieur, les médicaments ou séries médicamenteuses qui, avec le concours d'un acide, détruisent les éléments organiques de l'urine.

Or, si l'usage de ces médicaments est parfaitement indiqué et suivi de succès, il n'en est pas de même de celui de l'acide, quand celui-ci se trouve être l'acide sulfurique ; l'expérience m'a montré que les médicaments désignés par l'analyse microchimique déterminent constamment de l'amélioration, tandis que sulfure même à de très-hautes dilutions , peut être suivi d'accidents sérieux, à moins qu'il ne soit parfaitement indiqué par les symptômes. Si par contre ce n'est pas l'acide sulfurique, mais l'acide nitrique ou un autre qui ait concouru à la série médicamenteuse, l'administration de celui-ci à doses infinitésimales et quelquefois massives sera, à un moment donné, nécessaire et soulagera.

On peut donc dire qu'il y a pour l'acide sulfurique une action de présence analogue à ce que l'on observe pour la mousse de platine, le charbon, action en vertu de laquelle l'affinité chimique de certains corps pour certains produits organiques est mise à nu et peut se manifester. Je trouve une confirmation de cette manière de voir dans le passage suivant de Robin et Verdeil (*Chimie anatomique*, t. I, page 157).

« Le prussiate jaune de potasse et le lactate de fer « peuvent être introduits sans inconvénients dans le « liquide sanguin. En injectant sur des lapins dans une

« veine jugulaire 12 grammes d'une des solutions sa-
« turées de lactate et immédiatement après, soit par la
« même veine, soit par celle du côté opposé, une disso-
« lution à 1 pour 100, il ne se forme pas de bleu de Prusse.
« En tuant l'animal deux ou plusieurs heures après, on
« ne trouve de coloration bleue nulle part, ni dans les
« urines, ni dans le poumon, ni dans l'estomac. Quel-
« quefois cependant elle se montre dans les urines,
« mais elle existe toujours dans le suc gastrique. Le
« résultat le plus général de ces expériences faites en
« assez grand nombre par M. Bernard, c'est que le lac-
« tate de fer et le prussiate de potasse ont pu circuler
« simultanément en grande quantité dans le fluide san-
« guin sans avoir donné naissance à du bleu de Prusse
« et sans avoir été sous cette forme retenus dans les ca-
« pillaires.

« Ce n'est pas la petite quantité de ces réactifs re-
« lativement à la masse du sang qui empêche leur
« combinaison d'avoir lieu. Sur un premier lapin, on
« injecta 12 grammes de prussiate de potasse à 1 p. 100
« et au bout de quelques minutes, on saigna l'animal.
« Sur un autre lapin, on fit une injection de 12 grammes
« de solution de lactate de fer étendue de la moitié de
« son poids d'eau distillée, et après quelques instants, on
« saigna également l'animal, ayant laissé les deux sangs
« jusqu'au lendemain pour obtenir la séparation du sé-
« rum, celui du premier lapin contenait du prussiate
« de potasse, tandis que le sérum provenant du second
« lapin contenait beaucoup de fer. *En mélangeant ces*
« *deux sérums, on n'obtenait pas la moindre réaction.*
« Mais si l'on ajoutait quelques gouttes *d'acide sulfu-*
« *rique pur, la réaction apparaissait et le bleu de Prusse*
« *était évident.* »

Il en fut de même pour les urines, c'est-à-dire que l'urine du premier lapin contenait du prussiate de potasse, et que celle du second renfermait du fer ; mais on n'obtenait pas la moindre réaction en les mélangeant, à moins d'ajouter de l'acide sulfurique pur. Lavant ensuite l'estomac de ces deux animaux, on obtenait par la filtration deux liquides dont l'un contenait du fer et l'autre du prussiate, et en les mélangeant, *il se produisait* immédiatement une réaction, et le bleu de Prusse se formait instantanément. (Bernard. *Arch. générales de méd.*, 1848, t. XVI, p. 70-71.)

Et plus loin (p. 159) : « Ainsi dans le sang et dans « l'urine, il existe une *matière organique* qui dissimule « les propriétés du sel de fer et l'empêche de réagir sur « le prussiate de potasse comme il le fait dans l'eau ou « dans le suc gastrique. Le liquide des hydropiques et « l'eau rendue albumineuse par le blanc d'œuf agissent « d'une manière analogue. »

Est-ce cette matière qui rend possible le passage à travers les reins de détritus organique d'un diamètre relativement considérable ? Je l'ignore.

Quoi qu'il en soit, le fait est curieux et propre à jeter quelque lumière sur le rôle particulier que joue l'acide sulfurique dans les combinaisons chimiques dont je parlais tout à l'heure.

Après lui, l'acide qu'il m'a fallu employer le plus souvent est l'acide azotique, et là encore j'ai pu admirer l'admirable sagacité d'Hahnemann. Cet acide, en effet, fait très-souvent partie de séries médicamenteuses avec hepar, spongia, mercure, belladona, toutes choses que nous savons déjà, mais que nous sommes heureux de voir confirmées par un contrôle d'un ordre nouveau.

Enfin, pour faciliter la recherche des produits

organiques, nous recommanderons le procédé suivant.

La bouteille étant bouchée, la renverser du côté du bouchon, laisser reposer. Le mucus descendra, entraînant avec lui une partie des produits organiques. Il suffira de déboucher rapidement pour recueillir dans un vase ce mucus chargé des éléments qu'il importe d'étudier.

S'il faut, pour détruire les éléments anormaux de l'urine n'employer qu'un faible grossissement, il n'en est pas de même pour les étudier et les reconnaître avec une complète exactitude. Dans ce cas, nous employons l'objectif n° 8 de Vérick (500e) et nous le plongeons dans l'urine que contient le verre de montre. Nous avons ainsi un véritable objectif à immersion permettant de détailler les éléments les plus ténus et évitant la perte de temps considérable qu'entraîne l'usage habituel du verre plat, du couvre-objet, etc.

Tel est, en peu de mots, le procédé qui nous a permis de réussir, sinon toujours, au moins dans bien des cas où, sans lui, nous aurions certainement échoué. Il vient en aide à la symptomatologie hahnemannienne et substitue la certitude au doute ou à la probalilité.

Ce procédé, si simple assurément, mais qu'il fallait néanmoins connaître et que la Providence nous a permis de découvrir, est-il bien celui de Brunner ? Je l'ignore. Cependant les résultats étant identiques, le *modus faciendi* doit l'être également, au moins dans ce qu'il a de fondamental.

Après avoir exposé les idées générales qui forment la base de ce livre et le manuel opératoire qui permet de les mettre en pratique, il ne nous reste plus qu'à les appliquer à chaque cas morbide.

Mais une tâche semblable est au-dessus de nos forces. Pour la mener à bien, des observations multipliées, venant d'expérimentateurs divers, sont indispensables, et comme en dehors de Brunner et de nous, rien n'a été écrit au point de vue qui nous occupe, il nous est impossible de parcourir sous forme de thérapeutique uroscopique, le cercle complet de la pathologie.

Aussi, nous contenterons-nous de passer en revue quelques-uns des états morbides les plus importants et à leur tête la phthisie pulmonaire. Un dernier mot. On nous reprochera peut-être de n'avoir pas donné de dessins des détritus organiques si divers que l'on peut rencontrer dans l'urine. Cette lacune sera plus tard comblée et notre but atteint aujourd'hui, si par cet essai nous inspirons à nos confrères la pensée de marcher dans la voie féconde et incomplètement déblayée de l'uroscopie.

---

# TROISIÈME PARTIE

## Clinique.

PHTHISIE : φθίσις φθοή φθίνομαι (je me consume).

Je n'ai pas à faire de définition de la phthisie pulmonaire. Les symptômes, l'étiologie, le pronostic, les signes stéthoscopiques, nous en sont parfaitement connus.

Je laisserai de côté toute discussion théorique sur les caractères et la nature de la granulation tuberculeuse, me réservant cependant d'apprécier au point de vue pratique la question d'unité ou de dualité.

De toutes les affections désorganisatrices, aucune n'est plus commune et plus grave. Tous les âges lui payent un cruel tribut, celui surtout où la nature semble être en possession de toute sa force et de tout son éclat.

Elle enlève chaque année un sixième de l'espèce humaine. « Dans les grandes villes elle moissonne « la fleur de la population, puisque, à elle seule, « elle tue, entre l'âge de vingt et de quarante ans, « presque autant d'adultes que toutes les autres af-

« fections réunies. (Churchill, Du moyen de prévenir la phthisie. Avant-Propos, p. 6.)

Les efforts tentés pour la guérir ont été immenses, surtout depuis Laënnec, mais généralement assez peu suivis de succès pour que la question même de sa curabilité puisse encore aujourd'hui être posée. Oui, la phthisie est curable, mais par quel procédé ? C'est ici surtout qu'éclate l'absence de méthode qui caractérise l'école allopathique.

Autant de médecins, autant de traitements divers. Je n'insiste pas.

Je dirai pour la phthisie ce qui est applicable à toutes les maladies en général. Je dirai avec Hahnemann, Piorry (1) et tant d'autres : il n'y a pas une phthisie, mais des phthisies ou plutôt des états phthisiques. Il n'existe pas de traitement spécifique d'une identité imaginaire, mais un traitement présentant suivant chaque individu une force de nuances qu'il faut étudier et combattre. Il est clair néanmoins que certains médicaments ont, non pas une spécificité, mais sont plus souvent appropriés que d'autres à certaines variétés morbides.

(1) 1° Les symptômes désignés sous ce nom de phthisie pulmonaire appartiennent à des états morbides divers qui souvent ne sont pas des affections tuberculeuses.

2° Ses symptômes sont, en général, ceux de la septicopyémie chronique ajoutés à ceux d'une affection lente des organes pulmonaires.

3° Il y a un traitement et non pas un remède à employer contre la pneumophymie, c'est-à-dire contre la tuberculisation des poumons.

Piorry, *Union médicale*, t. IV, p. 190, octobre 1859.

De ce que le phosphore, par exemple, opère un certain nombre de guérisons, nombreuses si l'on veut, il n'est pas pour cela le spécifique de la phthisie, comme le voudrait le docteur Churchill.

Se basant sur une théorie que nous croyons fausse, ce médecin distingué eut cependant le mérite, après l'école Hahnemannienne toutefois, de faire ressortir les avantages que le phosphore et ses composés pouvaient rendre dans le traitement de la phthisie.

Frappé surtout des effets primitifs de ce médicament, qui donnait tout d'abord au malade une force et une énergie factice, il publia ses résultats. Ceux-ci furent contestés, l'emploi des hypophosphites généralement mal accueilli jusqu'à ce que de nouvelles préparations : lacto-phosphates, biphosphates, chlorhydrophosphates de chaux, douées, paraît-il, de propriétés merveilleuses, que leurs aînées les hypophosphites ne possédaient pas, surgirent tout d'un coup.

Quelle est donc la théorie de Churchill? (*Traité de la phthisie*, page 744.)

Toute lésion organique de cause interne, dit-il, a pour condition antérieure un désordre physiologique, un trouble de la fonction de nutrition. Mais celle-ci ne s'exerçant que sur les *principes immédiats*, qui sont les intermédiaires nécessaires entre l'organisme et le milieu ambiant d'où il tire ses matériaux, il s'ensuit que tout trouble de la nutrition organique a pour corrélatif nécessaire une modification des principes immédiats.

Or, quelques-uns de ceux-ci peuvent être rangés en deux classes :

1° *Elément phosphatique.* — Appartenant aux éléments histologiques complètement développés et par conséquent stationnaires ou rétrogrades. C'est le résidu de métamorphoses moléculaires. Son affinité pour l'oxygène est nulle, et il ne sert plus à la combustion vitale. (Phosphates des urines, phosphates calcaires.)

2° *Elément phosphoreux.* — C'est un des constituants nécessaires de tout élément germinal : grande affinité pour l'oxygène, sa capacité de calorification étant supérieure à celle de tous les autres éléments, il en résulte que non-seulement il s'oxyde lui-même, mais qu'il facilite la combustion des matières avec lesquelles il est en contact ou en combinaison. Or, si chez un sujet prédisposé, le phosphore oxydable vient à diminuer ou disparaître, les matières protéiques du sang étant incomplètement oxydées par l'acte respiratoire, se déposent et constituent dans les organes un précipité amorphe. Il faut donc augmenter dans l'économie la proportion du phosphore oxydable et assimilable, et ces deux conditions, aucune préparation phosphorée ne les remplit avec plus davantages que les hypophosphites.

La clinique seule suffit à montrer l'inanité de semblables hypothèses. C'est ainsi que nous avons vu maintes affections tuberculeuses soignées à leur début suivant les règles de la phosphologie (1), se terminer impitoyablement par la mort : c'est que dans ces cas, le phosphore était mal choisi ; il eût fallu s'adresser à d'autres médicaments mieux appropriés à l'individualité des sujets.

Nous plaçant, en outre, au point de vue physiologique, nous avons plusieurs fois employé l'acide phosphorique vitreux. et les résultats obtenus sensiblement les mêmes que par l'usage des hypophosphites, en tenant compte des modifications que la base alcaline de ces dernières pouvait apporter. Ainsi donc, le point important véritablement fondamental, c'est le choix du médicament. Quant à la forme sous laquelle celui-ci sera administré, c'est là une question relativement secondaire. Or, ces idées ont reçu de l'analyse micro-chimique, une éclatante confirmation. Avec elle on sait où l'on va. Entre ces antiphthisiques si divers, l'arsenic, l'alumine, la bryone, la douce-amère, le carbonate de chaux, le phosphore, le plomb, la pulsatille, le chlorure de sodium, le graphite, le quinquina, le rhus, le tragopogon, le lycopode, la silice

(1) On peut les résumer en ceci : administration prudente et non continue des préparations phosphorées dont le premier effet est de stimuler l'appétit, de relever les forces ; mais, de même que l'empoisonnement par ces substances amène la diffluence du sang il faut s'arrêter dès que s'accentue leur action chimique. Quand le visage qui s'était coloré se congestionne, quand une légère épistaxis ou quelques filets de sang dans les crachats s'observent, arrêtez-vous. Vous pourriez, en continuant, déterminer de formidables hémorrhagies.

et tant d'autres, on sait par elle ceux qu'il faut choisir.

Mais, je le répète, la phthisie n'est curable qu'à son début. A ce moment surtout, l'issue de la maladie dépend de la médication, à moins de s'adresser à certaines variétés à marche lente, qui peuvent encore guérir longtemps après leurs premières manifestations.

Obs. I. *Phthisie.* — Mme C..., 60 ans, n'a presque jamais été malade. Eminemment nerveuse et irritable, marquée autrefois de taches de rousseur, le système mammaire très-développé ; elle eut, vers l'âge de 25 ans, un engorgement des seins, pour lequel l'iode à l'intérieur lui fut administré. Au bout d'un mois de ce traitement, son embonpoint disparut et depuis elle est restée maigre.

A 40 ans, une sciatique de la jambe gauche. Santé excellente, si ce n'est, de temps à autre, violentes attaques de nerfs accompagnées de gaz.

Les doigts des mains ont des nodosités de nature goutteuse.

En 1869. Se plaint de se moucher constamment. On peut voir, en effet, dans la narine gauche, une petite ulcération, à laquelle je n'attache pas d'importance, mais qui l'incommode. Après les émotions du Siége et de la Commune, cet état s'accentue, des furoncles se montrent à la nuque, du *côté gauche.*

Novembre 70. Mme C... tousse depuis quelque temps. C'est une toux quinteuse, sèche ; l'auscultation ne fait entendre dans la poitrine rien d'anormal.

Décembre 70. La toux persiste, agaçante à entendre. Les deux poumons respirent assez bien, au sommet gauche, cependant, le murmure vésiculaire présente une certaine rudesse. Le matin, à la suite de cette toux, qui l'*étrangle*, expectoration de crachat globuleux et de mucosité. Persistance du coryza. Pouls, 80. —Julep kermétisé ; potion calmante.

Janvier 71. L'état de Mme C... commence à m'inquiéter. La faiblesse est extrême. Or la malade a toujours montré une activité extraordinaire. Pouls, 100. Çà et là, dans le poumon gauche, râles muqueux, craquements au sommet, expiration prolongée, respiration rude, sueurs, coryza, léger gonflement du pied gauche. Après avoir donné en vain les préparations antimoniales en usage, les calmants ordinaires de la médecine, les vésicatoires, j'emploie l'homœpathie et j'administre suivant les indications : bryone, qui soulage un peu, arnica, lycopode, hepar, dalcamara, pulsatille. J'ai donné arnica et lycopode à cause des furoncles et sans résultat. Parmi les analogues d'arnica (V. Teste, Systémalisation pratique), je ne vois guère que rhus, dont les symptômes se rapportent à peu près à ceux que j'ai sous les yeux. Un matin, la fièvre est plus forte (110°), ou la toux est plus déchirante que d'habitude.

Février 71. Je donne rhus 6°, la seule dilution que j'eusse à ma disposition. La toux s'exagère immédiatement. La malade n'a plus un instant de repos. Peut-être cependant n'ai-je devant moi qu'une aggravation homœopathique. J'attends quelques heures et, avant d'abandonner ce médicament, le seul qui me paraît applicable, je prescris :

| | |
|---|---|
| Rhus. | 200° IV glob. |
| Eau distillée. | 125 gr. |

Dès la première cuillerée, la toux s'arrête instantanément. Ainsi, sur le même sujet, et à trois heures de distance, le même médicament arrête à une dilution très-faible ou très-élevée, ce qu'à une dilution plus forte ou plus basse il avait aggravé.

Rhus donné chaque jour à la 200e, apporte un soulagement extraordinaire ; mais au bout d'une semaine, la toux revient, moins forte cependant. J'alterne rhus 100e et bryone 30e. Amélioration marquée, qui cesse environ huit jours après.

Mars 71. Mme C... est prise d'une hémoptysie inquiétante. Le lendemain et les jours suivants, expectoration de petites masses charnues graisseuses, paraissant formées de fibres élastiques, adhérentes aux doigts.

En présence de tous ces symptômes : fièvre, sueurs, hémoptysie, expectoration prolongée, respiration rude des sommets, craquements, mon diagnostic est phthisie. Quant à la variété, je crois avoir affaire à une phthisie galopante. Quoi qu'il en soit, bryone et rhus ont soulagé, mais sans guérir. D'autres médicaments sont probablement nécessaires, mais lesquels? C'est alors que, prenant comme bases les deux médicaments dont j'avais constaté la réelle efficacité, je tentai sur les urines les essais qui m'avaient, antérieurement, dans d'autres cas très-graves, donné des résultats inespérés. Rhus et bryone (à l'état de teinture mère) faisant toujours partie de chaque mélange, je passai successivement en revue tous les antiphthisiques les plus vantés (plomb, phosphore, pulsat., alumina, iode, arsenic). Quand enfin, après un grand nombre de tâtonnements :

Rhus,
Bryone,
Silicea (oxyde de silicium),
$+ So^3$,

détruisirent les éléments anormaux que l'urine me

présentait. La silice, en effet, était bien, avec les deux autres, le véritable médicament homœopathique. Plus exercé avec la matière médicale, je l'aurais administrée plus tôt. Elle correspondait surtout à ce coryza chronique, à cette ulcération nasale qui, depuis si longtemps, ne pouvait se cicatriser, qui n'était d'ailleurs qu'une manifestation locale d'un état général plus grave.

Faut-il ajouter que la guérison marcha dès lors avec une rapidité étonnante? Au bout de six semaines, la respiration était devenue normale. Plus de toux, de fièvre, de sueurs, de craquements, de souffle rude, de coryza. Mais un phénomène persistait encore et qui inquiétait la malade, c'était un gonflement blanc du pied manifesté surtout sur le dos et au niveau des chevilles : arsenicum, calcarea, pulsat. ne donnèrent aucun résultat. Enfin, mercure me fut suggéré (je dirai ailleurs comment).

L'examen de l'urine fournissait les indications suivantes :

— Chaux,
+ Potasse,
+ Sulfates,
— Phosphate,
+ Chlorure,

et les médicaments réducteurs se trouvaient être :

Rhus,
Bryone,
Silice,
Mercure.

Mercure soluble fut administré, et le surlendemain cet œdème du pied, si rebelle, diminuait visiblement. En quelques jours, tout rentra dans l'ordre. Enfin, une dernière analyse indiqua comme médicament :

| | |
|---|---|
| | Chaux + |
| Bryone, | Potasse — |
| Kali, | Sulfate = |
| Biiodure d'hydrargyre, | Phosphate + |
| | Chlorure + |

La santé de Mme C... est aujourd'hui excellente.

La silice, qui nous a donné dans ce cas de si brillants résultats, n'est guère préconisée dans la phthisie que par l'école Hahnemannienne. Le silicate de soude a été vanté contre le rhumatisme, mais là n'est point sa véritable sphère d'action. La silice est un des plus merveilleux antiphthisiques que je connaisse. Elle m'a paru spécifique avec les réserves que je formulais tout à l'heure dans cette variété si redoutable de la phthisie galopante. Elle a d'ailleurs sur le pouls une action déprimante remarquable analogue à celle du tartre stibié. C'est ainsi que sur une de nos clientes, chez laquelle l'artère radiale venait battre superficiellement dans l'espace formé par les extrémités supérieures des premier et deuxième métacarpiens, l'administration de la silice ($6^e$) déterminait constamment une sorte de rétraction artérielle parfaitement visible à l'œil nu.

Ce qui semble confirmer les remarques de Teste : « La silice, dit-il (*Systématisat.*, page 265), convient principalement aux sujets lymphatico-sanguins, plutôt qu'à ceux qui sont seulement lymphatiques et cachectiques, et il dit s'en être bien trouvé dans un cas de métrorrhagie continue et dans un autre cas d'avortement (1).

Obs. II. — B..., brasseur, blond, primitivement très-gras. L'affection date de deux ans. Cavernes aux deux sommets, surtout à droite ; gargouillement ; toux constante ; fièvre hectique ; hémoptysie ; boutons d'acné sur le front. Son médecin ne lui donne pas un mois à vivre.

| L'urine indique : | Et comme médicaments : |
|---|---|
| + Chaux, | Arsenicum, |
| + Potasse, | Causticum, |
| + Sulfates, | Bryone. |
| — Phosphates, | |
| — Chlorures. | |

Ceux-ci furent administrés et l'amélioration extraordinaire. La lutte dura un an et demi ; d'autres médicaments furent donnés, Arsenic restant toujours un remède de fond.

B..., que j'avais entrepris sans espoir, finit par succomber. Nul doute que la guérison eût été obtenue si le traitement qu'il fallait suivre eût été prescrit avant la formation des cavernes.

Obs III. — R..., 25 ans. Tousse tous les hivers ; blond ; maigre ; essoufflement par la marche ; respiration rude aux sommets, exagérée, presque soufflante à gauche ; craquements ; sueurs nocturnes.

(1) La silice employée par nous a été obtenue par l'addition à trois parties de silicate de soude ou de potasse, d'une partie d'acide chlorhydrique. Il se forme un magma volumineux qui, recueilli et séché, donne un produit pulvérulent, l'oxyde de silicium, l'acide silicique ou la silice.

L'urine est ramenée à son état normal par les médicaments suivants :

Calcarea carboni,
Bryonia,
Carbo veget.,
Dulca amara.

L'amélioration est réelle et persistante ; le traitement est continué, suspendu et repris à intervalles de plus en plus longs. Ce jeune homme guérira, résultat qu'il eût été impossible d'obtenir si l'on eût laissé des cavernes se former.

Obs. IV. — R..., 26 ans; brun; maigre; caverne aux deux sommets et cavernules disséminées çà et là dans les poumons; oppression.

L'urine indique :
— Chaux,
— Potasse,
+ Sulfates,
+ Phosphates,
— Chlorures.

Les produits tuberculeux sont détruits par le mélange suivant :
Arsenicum,
Plumbum,
Alumine,
Chelidonium.

Le traitement donné sous forme tantôt homœopathique, tantôt allopathique, maintient ce malade depuis plusieurs années, mais la guérison définitive ne pourra être obtenue. Les médicaments le font vivre et l'eussent guéri s'ils eussent été administrés avant la formation des cavernes.

Obs. V. — S..., 20 ans ; cheveux bruns ; à Paris seulement depuis quelques mois ; n'a jamais été malade. Il vient d'être pris subitement d'une hémoptysie très-abondante ; le pouls est petit, rapide, il marque 150° ;

la peau couverte de sueur. L'auscultation fait entendre dans les deux poumons une respiration rude au sommet avec quelques râles en arrière.

| Prescription : | Eau. | 160 gr. |
|---|---|---|
| | Perchlorure de fer. | 6 gouttes. |
| | Teinture d'arnica. | 4 gouttes. |
| | Extrait de digitale. | 0,10 c. |
| | — d'aconit. | 0,10 c. |
| | Sirop simple. | 40 gr. |

Par cuillerées, d'heure en heure.

11 juin. Pas d'amélioration. Je prescris des pilules de tannin et d'ergotine.

Le 12. Le malade vomit toujours le sang par grandes gorgées ; la respiration devient de plus en plus soufflante aux sommets. L'examen de l'urine pourra seul m'indiquer les médicaments convenables.

J'ordonne d'abord :

| | |
|---|---|
| Millefolium. | 5ᵉ VI gouttes. |
| Eau distillée. | 150 grammes. |

à prendre par cuillerées toutes les heures.

Le 13. L'état général est le même. A peine peut-on compter les pulsations cardiaques.

Le 14. L'hémoptysie persiste toujours avec la fièvre ; la respiration aux deux sommets devient de plus en plus rude et soufflante. Le malade s'affaiblit. Mon diagnostic est phthisie galopante au début.

L'urine du matin a été conservée. — L'analyse me donne :

| | |
|---|---|
| Chaux, | — |
| Potasse, | — |
| Sulfates, | — |
| Phosphates, | + |
| Chlorures. | — |

Les produits organiques qu'elle contient sont détruits, sans trop de tâtonnements, par les médicaments suivants :

Chaux,
Bryone,
Douce-amère.

Je prescris trois potions de 90 grammes, contenant chacune l'un de ces médicaments à la 12e. Le soir, même amélioration énorme, le pouls est à 92°; l'hémoptysie arrêtée; les sueurs moindres. Dix jours après le malade est en état de retourner près de ses parents, à Macon; sa santé est aussi bonne que possible. J'ai su depuis que sa guérison s'était maintenue.

Obs. VI. — R. J..., 25 ans; brun; maigre; tousse depuis quelques mois; père mort phthisique; respiration dure aux sommets; transpiration nocturne; menace de tuberculose.

| | |
|---|---|
| — Chaux, | Chaux, |
| + Potasse, | Phosphore, |
| — Sulfate, | Pratensé (1), |
| + Phosphate, | Ramènent l'urine à l'état |
| — Chlorure, | normal. |

Amélioration et guérison rapides.

Obs. VII. — L..., 17 ans; blonde; santé habituellement bonne, mais elle tousse depuis quelques mois; fièvre; pouls 100; voici quatre mois que ses époques sont supprimées; sueurs nocturnes. A l'auscultation quelques râles muqueux dans les deux poumons; respiration dure des sommets, surtout à droite.

| | |
|---|---|
| Eau distillée. | 160 gr. |
| Hypophosphite de soude. | 0,20 c. |
| Teinture d'anémone. | 6 gouttes. |
| Sirop simple. | 40 gr. |

2 cuillerées par jour.

(1) Il s'agit ici du Tragopogon pratensé (salsifis des prés). L'un de nos malades ayant pu correspondre avec Brunner, lui a demandé à quelle plante exacte répondait ce mot de

Pas de changement ; pouls 110 ; oppression ; sueurs. Je donne suivant les symptômes : bryone, pulsatille, dulca amara, graphite, phosphore, calcarea, sulfur.

L'état va toujours s'aggravant.

Les sommets de la poitrine sont de plus en plus inquiétants ; respiration franchement dure ; expiration prolongée ; craquements ; matité.

J'ai recours à l'examen de l'urine :

| | |
|---|---|
| — Chaux, | Après quelques essais, le |
| — Potasse, | mélange suivant la ramène |
| + Sulfate, | à l'état normal : |
| + Phosphate, | Calcarea carb. |
| + Chlorure, | Pratensé, |
| Densité normale. | Pulsatille. |

Les médicaments sont administrés et soulagent *de suite*. Je n'en ai pas donné d'autres. Au bout d'un mois de traitement, suppression de la toux, de la fièvre, des sueurs ; enfin retour des règles et rétablissement complet de la santé ; murmure vésiculaire peu à peu redevenu normal.

Obs. VIII. — S..., 32 ans, brune, petite et délicate. Santé assez bonne. Se plaint surtout de l'estomac. Pas d'aigreurs ni de flatuosités, mais dégoût de la graisse. Digestions pénibles, laborieuses. Quelquefois migraine du côté gauche. Toutes les odeurs lui font mal. Endolorissement du dos, surtout étant couchée. Sommeil plus léger qu'autrefois. Froid constant des pieds.

Après avoir parlé ou marché, oppression. A eu, il y a

Pratensé employé si souvent dans son livre. Celui-ci lui répondit qu'il s'agissait du Tragopogon. C'est sur cette indication après vérification par l'urine, que nous avons employé ce médicament.

quelques années, une pleurésie à droite. Petite toux sèche, fréquente.

A l'auscultation, respiration exagérée, puérile, du poumon gauche. Rude, soufflante au sommet. Submatité. Craquements. Expiration prolongée. Tout en admettant que des adhérences pleurétiques en diminuant l'expansion pulmonaire du côté droit fussent cause de l'exagération du murmure vésiculaire à gauche, je crains pour l'avenir. Pommettes rouges, fièvres, sueurs. Je donne suivant les indications : Bryonia, spongea, camomille, dulcamara, noix vomique, pulsatille, sans grand changement. Quelques mois plus tard, Mme S... est atteinte d'une pneumonie que je crois symptomatique d'une affection tuberculeuse. Après avoir employé l'allopathie, sans avantage pour la malade, je reviens à la médecine Hahnemannienne. Les symptômes sont assez obscurs. La malade crache à peine. Souffle tubaire des deux côtés, surtout à gauche. Point de côté. Toux quinteuse comme la coqueluche, contre laquelle du reste Drosera a constamment réussi. Je crois inutile d'entrer dans les détails de cette lutte, dont la durée fut de plusieurs mois.

Le premiers médicaments qu'indiqua l'urine furent :

| Alumina, | Plus tard : | Plus tard encore : |
|---|---|---|
| Spongea, | Mercure, | Mercure, |
| Pulsatilla, | Calcarea, | Natrum murimur. |
| Dulca amara. | Sepia. | Iodium, |
| | | Sepia. |

Puis enfin :

| | |
|---|---|
| + Chaux, | Calcarea, |
| + Potasse, | Iodure, |
| + Sulfate, | Mercure, |
| + Phosphate, | Bryonia |
| + Chlorure. | |

Après quatre mois de traitement, Mme S... fut hors de danger. Depuis, je l'ai envoyée aux bains de mer (indication de Natrum muriat.), et lui ai fait prendre, quand l'urine en démontrait la nécessité, tantôt de l'eau de Contrexeville (source calcaire), tantôt de l'eau de Corneto (eau iodo-chlorurée-sodique). Aujourd'hui, cette malade est guérie.

La respiration est encore et restera toujours légèrement puérile à gauche, mais le sommet respire librement. L'état général est excellent, et avec des soins, l'avenir me paraît complètement assuré.

Obs. IX. — S.., 28 ans, blonde, plusieurs enfants; tousse depuis quelques années, sans cependant que son état la préoccupe. Matité des deux sommets. Respiration rude, soufflante. Hémoptysie. Doigts en massue. Transpiration nocturne.

| Examen de l'urine : | Les médicaments réducteurs sont : |
|---|---|
| — Chaux, | Arsenicum, |
| + Potasse, | Phosphore, |
| + Sulfate, | Pulsatille, |
| — Phosphate, | Bryonia. |
| — Chlorure. | |

Un mieux sensible suit leur administration. La malade est après quelques mois, infiniment mieux.

Obs. X. — T..., 18 ans, blond, pâle, maigre ; hémoptysie ; transpiration nocturne ; gargouillement aux deux sommets.

| L'urine indique : | Et comme médicaments : |
|---|---|
| + Chaux, | Calcarea carb. |
| — Potasse, | Dulca amara, |
| + Sulfate, | Pulsatille, |
| — Phosphate, | Chelidonium. |
| + Chlorure. | |

Amélioration considérable.

Obs. XI. — G..., 23 ans, avril 1873, maigre, cheveux bruns ; a eu plusieurs bronchites, l'une forte surtout il y a trois ans ; transpiration nocturne très-abondante, d'odeur aigre ; toux médiocre ; sensation de grattement à la gorge ; oppression très-marquée ; pommettes rouges ; pas de constipation ; soif vive ; pouls 120° ; purpura hemorrhagica siégeant à la face interne et postérieure des jambes.

*Etat local.* — Gargouillement au sommet gauche et en avant ; caverne ; souffle tubaire ; en arrière des deux côtés, matité ; râles humides ; hémoptysie abondante il y a trois mois ; extrémités des doigts massiformes.

J'examine l'urine ; elle donne :

+ Chaux,
— Potasse.
= Sulfates,
+ Phosphate,
+ Chlorure.

L'état est grave ; le mlade a subi différents traitements sans soulagement. Je n'espère pas le guérir. J'essaye cependant. L'urine est ramenée à son état normal par le mélange suivant :

Calcarea,
Chelidonium,
Phosphore,
+ $SO^3$.

Trois potions contenant chacune un de ces médicaments, à la 30e, sont prescrites, d'abord une cuillerée de chacune par jour, et successivement une seule, le matin, en alternant les bouteilles.

Amélioration énorme ; oppression moins grande ; pouls, 100° ; les lésions sont toujours manifestes, mais moins prononcées.

Les mêmes médicaments sont continués sous forme de paquets à la 100e, puis 200e, avec des intervalles de repos.

Quatre mois se sont écoulés depuis le début du traitement. En ce moment, G... est plus gras, les pommettes moins rouges ; le pouls varie entre 95° et 100; la respiration est moins rude, moins soufflante au sommet gauche ; la matité et les râles diminués en arrière des deux poumons.

Je prescris : Sulfur. 200^e^ IV glob.
Eau, 125 gr.

Une cuillerée le matin.

C'était la première fois que je donnais le soufre à ce malade ; il éprouve de suite une exacerbation très-grande ; hémoptysie très-abondante ; pouls, 140 ; oppression ; toux continuelle.

| | |
|---|---|
| Eau, | 160 gr. |
| Alcoolature d'aconit, | 1 gr. 50. |
| Teinture d'arnica, | 20 gouttes. |
| Extrait de digitale, | 0 gr. 10. |
| Sirop simple, | 40 gr. |

Par cuillerées, cinq par jour.

Le soufre a été donné à une très-haute dilution, son action ainsi atténuée a été cependant si forte, que j'ai cru le malade perdu. Si j'eusse administré de l'eau Bonne ou toute autre eau sulfureuse, j'aurais évidemment hâté sa fin. Ainsi donc, la série médicamenteuse est, dans le cas présent : Calcarea,
Chelidonium,
Phosphore,
$+ SO^3$.

L'acide sulfurique, qui en fait partie, n'a joué évidemment dans cette combinaison chimique, que le rôle d'un lien, de l'étincelle électrique, si l'on veut.

Le soufre donné à l'intérieur, à dose infiniment petite, a fait du mal ; il n'était pas indiqué. On voit donc, avec quelle prudence ces agents doivent être maniés jusqu'à ce que des recherches ultérieures nous donnent des indications absolument positives sur l'opportunité de leur administration.

2 août. Langue blanche ; constipation.

Bryonia 12$^{e}$.

12 août. G... revient lentement à l'amélioration primitive ; j'examine de nouveau son urine que le mélange suivant ramène à son état normal :

Calcarea,
Chelid.
Arsenic.

Sous l'influence de ce traitement, G... se remet définitivement. Aujourd'hui, les lésions existent toujours, mais moins accentuées ; Il est mieux sous tous les rapports.

De temps à autre, quand le phosphore et le calcaire ont été indiqués par l'urine, je lui ai fait la prescription suivante :

Huile de foie de morue, 200 gr.
Liniment oléo-calcaire, 1 gr.

2 cuillerées par jour.

La chaux administrée sous cette forme, presque homœopathique, a paru le soulager ; je n'ose affirmer la guérison, mais il est incomparablement mieux qu'au début du traitement.

La médecine n'a-t-elle pas affirmé son pouvoir ?

Obs. XII. — J..., pharmacien ; brun, grand, maigre. *Aspect caractéristique.* — Il me raconte qu'il est phthisique depuis de longues années ; oppression considérable ; le poumon gauche est complètement malade au sommet ; gargouillement ; large caverne ; dans toute la hauteur, cavernes disséminées ; épaules saillantes :

maigreur extrême; anhélation; fièvre hectique. Le malade est absolument incurable :

| | | | |
|---|---|---|---|
| Chaux | + | Arsén. de soude, | et plus tard : |
| Potasse | + | Causticum, | Arsén. de soude, |
| Sulfate | — | Dulca amara, | Causticum, |
| Phosphate | — | sont indiqués, | Dulca amara, |
| Chlorure | — | | Nux vomica. |

Deux mois après, son urine donne à l'analyse :

| | |
|---|---|
| — Chaux, | Et comme médicaments : |
| — Ko. | Arsenicum, |
| + Sulfates, | Causticum, |
| + Phosphates, | Nux, |
| + Chlorures. | Lycopode. |

L'auscultation semble meilleure; les rhonchus sont moins abondants; diminution des crachats; oppression toujours très-grande.

Trois mois après, le malade succombait.

Obs. XIII. — B..., 17 ans, blonde; début présumé, 6 mois; phthisie au 3e degré; cavernes nombreuses; gargouillements ; hémoptysies fréquentes ; sueurs nocturnes; pouls 140; fièvre hectique. Tout a échoué, fer, quinquina, hypophosphite. Cette jeune fille ne peut guérir, la vie étant incompatible avec de pareils désordres ; mais essayons de lutter.

L'urine est légèrement alcaline.

| | |
|---|---|
| + Chaux, | Les éléments du poumon |
| — Potasse, | sont détruits par : |
| + Sulfates, | Arsenic, |
| — Phosphates, | Sepia, |
| + Chlorures. | Causticum. |

Et ceux-ci administrés à doses infinitésimales : l'amélioration est instantanée, le pouls est tombé successivement jusqu'à 90 pulsations; les forces, l'appétit, l'apparence de la santé reviennent; la marche aiguë de la phthisie a été enrayée. Cette jeune fille vit encore, mais elle succombera bientôt. En prolongeant de quelques années une vie qui semblait devoir s'éteindre en un mois ou six semaines, la médecine a fait ce qui lui était humainement possible d'accomplir.

Obs. XIV. — H..., 28 ans, grasse, forte; apparence de la plus belle santé; cependant elle se sent très-fatiguée; tousse depuis quelques années, à la suite d'une bronchite violente contractée il y a 3 ans; transpiration nocturne; respiration rude et soufflante des sommets; craquement à gauche; matité; gargouillement à droite; Coryzas fréquents.

| L'urine indique : | Et comme médicaments : |
|---|---|
| + Chaux, | Silicea, |
| — Potasse, | Chelidonium, |
| + Sulfates, | Pulsatille. |
| — Phosphates, | |
| + Chlorures. | |

L'amélioration se dessine immédiatement; les mêmes médicaments furent indiqués et suivis pendant plusieurs mois; huit mois plus tard, rechute; toux plus fréquente; langue blanche.

| Examen de l'urine : | Les médicaments qui la ramènent à l'état normal sont : |
|---|---|
| + Chaux, | Silicea, |
| — Potasse, | Calc. |
| + Sulfates, | Bryone, |
| — Phosphates, | Phosphore. |
| — Chlorures. | |

Voici quatorze mois que Mademoiselle H... est en traitement, si l'on peut donner ce nom à quelques médicaments, pris de loin en loin. Le gargouillement du sommet droit a disparu ; la respiration, normale à gauche, est encore dure à droite.

Mademoiselle H... guérira.

Obs. XV. — L..., 17 ans, maigre ; taches de rousseur au front ; respiration dure, rude et soufflante aux deux sommets ; matité ; sueurs nocturnes ; toux sèche depuis quelques mois ; pouls 100° ; oppression. Cet état dure depuis 6 mois.

L'urine que je fais demander fournit à l'analyse :

| | |
|---|---|
| + Chaux, | Les médicaments sui- |
| + Potasse, | vants la ramènent à l'état |
| — Sulfates, | normal. |
| — Phosphates, | Calcarea, |
| — Chlorures. | Iode, |
| Densité moins grande. | Dulca amara. |

Dans le cas actuel, il me semble préférable de donner ces médicaments sous la forme allopathique, et je prescris :

| | |
|---|---|
| Carbonate de chaux, | 0,05 c. |
| Iodure de fer, | 0,75 c. |
| Extrait de douce amère, | 0,20 c. |

Faire 20 pilules, 2 par jour.

Dix jours après, changement énorme général et local dans l'état de cette jeune fille. Le murmure respiratoire est plus doux à l'oreille, le pouls moins fréquent ; l'oppression moindre. Pendant trois mois, j'ai continué ce traitement en intercalant de temps à autre du quinquina. La santé est aujourd'hui complète, et la guérison a été obtenue avec une incroyable rapidité.

On peut nier que ce fût de la phthisie véritable et croire qu'il ne s'agissait que d'un état chlorotique simulant la phthisie à son début. Soit, il n'en est pas moins vrai que l'amélioration s'est produite aussitôt que lui ont été prescrits les médicaments formulés, pour ainsi dire par l'urine, avec une netteté mathématique.

Obs. XVI. — R..., 19 ans ; antécédents obscurs. Ce jeune homme vient me consulter pour lui faire rendre le ver qui l'étouffe, dit-il. Il me montre en effet des fragments de tænia, mais il a une fièvre violente, 150 ; il a eu déjà une bronchite, l'année précédente ; sa santé habituelle paraît bonne ; matité aux deux sommets du poumon ; souffle rude.

Prescription :

| | |
|---|---|
| Poudre de racine de fougère. | ãã 4 gr. |
| Extrait éthéré de fougère mâle. | |
| — d'aconit. | 0,100 |

Faire 8 bols.

Pouls 160 ; le malade a craché du sang en abondance ; l'oppression est considérable, respiration plus soufflante aux sommets ; craquements.

J'essaye en vain pendant quelques jours le perchlorure de fer, l'ergotine, l'arnica, la digitale. L'hémoptysie persiste ; le sommet gauche paraît le plus malade. Cinq jours après l'invasion de la maladie, j'entends manifestement du gargouillement.

L'examen de l'urine que j'aurais dû faire le premier jour, me donne :

| | | |
|---|---|---|
| Chaux. | — | Après bon nombre de tâtonnements, elle est ramenée à l'état normal par le mélange suivant : |
| Potasse. | — | |
| Sulfates. | + | |
| Phosphates. | + | |

| | | |
|---|---|---|
| Chlorures. | + | Mercure, |
| Urée. | + | Iode, |
| | | Arsenic, |
| | | Sabadilla, |
| | | + $SO^3$. |

Je prescris quatre potions contenant chacune un de ces médicaments à la 12<sup>e</sup> dilution.

Le jour même, l'hémoptysie s'arrête, et le malade rend un tænia de plusieurs mètres de longueur. R... a vu son état amélioré par le traitement, avec une rapidité merveilleuse, mais il n'est pas guéri, il porte au sommet gauche une caverne très-manifeste.

Une nouvelle analyse fournit les données suivantes :

| | |
|---|---|
| — Chaux, | Les médicaments indiqués sont : |
| + Potasse, | |
| — Sulfates, | Mercure, |
| — Chlorures, | Iode, |
| + Phosphates. | Causticum. |

R... travaille, et paraît se bien porter, mais il aura évidemment besoin d'un traitement continué pendant longtemps.

*Conclusions.* — Je me reproche sincèrement de ne pas avoir examiné dès le premier jour l'urine de ce malade. A la place de la médication classique et empirique qui a été suivie, le microscope aurait indiqué les spécifiques appropriés à ce cas particulier. R... eût été guéri dans le sens propre du mot, et ne serait pas aujourd'hui porteur d'une caverne assez considérable qui rend sa guérison au moins problématique.

Je ferai encore remarquer que la fougère mâle

donnée tout à fait au début comme vermifuge a dû contribuer à la production de l'*hémoptysie*, comme on peut s'en assurer à l'article *Filixmas* de la *Matière médicale*. Mais la marche de la maladie a été tellement rapide qu'elle a déjoué toutes mes prévisions.

Quel a été le rôle exact de la première série médicamenteuse que j'ai rapportée ? Mercurius et sabadilla ont dû s'adresser à la diathèse vermineuse ; L'iode et l'arsenic à la phthisie. Le fait, dans tous les cas, m'a paru curieux à rapporter.

Obs. XVII. — M..., 18 ans ; bronchites fréquentes depuis quelque temps, a craché du sang ; pouls 140 ; sueurs nocturnes ; cavernes aux deux sommets et disséminées dans les deux poumons. N'a pas vu ses règles depuis six mois, date apparente du début de sa maladie. Quoi qu'il en soit, la phthisie, chez cette jeune fille, marche avec une telle rapidité qu'il paraît impossible de l'enrayer. Toux sèche, spasmodique, pénible à entendre ; l'arsenic a plutôt soulagé ; il a diminué la fréquence du pouls ; les préparations phosphatées paraissent déterminer des hémoptysies.

L'urine interrogée donne :

| | |
|---|---|
| + Chaux, | Phosphate, |
| — Potasse, | Natrum, |
| + Sulfates, | Graphites. |
| — Phosphates, | |
| + Chlorures. | |

Je prescris des pilules d'hypophosphite de soude, de chlorure de sodium et de carbonate de fer. L'amélioration est réelle, mais je ne pourrai guérir.

Obs. XVIII. — B..., 7 ans; brun; santé bonne jusque-là; s'est dérangée depuis un an environ; le moindre froid l'enrhume; c'est une succession à peine interrompue de bronchites, que les préparations antimoniales ont d'abord légèrement améliorées, mais qui résistent désormais à ce traitement.

En tenant compte de la respiration infantile, celle-ci est, dans toute la hauteur des poumons et surtout aux deux sommets, beaucoup plus dure, plus rude et plus soufflante qu'à l'état normal; matité exagérée; sueurs nocturnes. L'hypophosphite de chaux et l'arsenic n'ont produit aucun changement. L'examen de l'urine mettra fin à ces tâtonnements, son analyse donne :

| | |
|---|---|
| + Chaux, | Le graphite, |
| — Potasse, | L'iode, |
| + Sulfates, | La bryone, |
| — Phosphates, | et La douce-amère, |
| — Chlorures. | la ramènent à l'état normal. |

Ces médicaments sont prescrits tantôt sous forme allopathique, tantôt à doses hahnemaniennes. L'amélioration est immédiate.

Je n'ai pas eu d'autre prescription à faire. Il m'a suffi de donner plusieurs fois les mêmes agents thérapeutiques, soit homœopathiquement, soit sous forme de médecine ordinaire, pour assurer la guérison qui est complète aujourd'hui.

Obs. XIX.—J..., 26 ans, blonde, pas d'enfants. Tousse depuis longtemps : c'est une toux sèche, continuelle; légère hémoptysie antérieure; douleur dorsale; inappétence; règles irrégulières, faibles; dégoût des corps gras; moiteur froide des mains; matité sommet gauche; respiration dure dans la hauteur du poumon gauche et rude surtout au sommet; craquements humides; tristesse, apathie, indifférence ou colère

L'urine est ramenée à l'état normal par les deux médicaments suivants :

Causticum,
Bryonia.

Une amélioration très-nette suivit leur administration. Plus tard, les médicaments indiqués furent :

Causticum,
Bryône.
Pulsatille,
Arsenic.

Je ne vois plus M$^{me}$ J... que de loin en loin. Tous les symptômes mentionnés plus haut ont disparu.

Obs. XX. — M..., 37 ans, brun, maigre. Depuis dix ans, souffre de l'estomac ; douleurs vives, deux ou trois heures après le repas ; flatuosités, aigreurs ; brûlement, sensation de rongement à l'estomac, et autrefois soif vive.

Froid aux pieds, sang à la tête. Le froid, dit-il, remonte des pieds aux reins. Il est pris parfois d'une transpiration fétide des pieds.

Depuis un an, démangeaison à l'anus ; tendance à la constipation.

Transpire souvent de la tête et de la poitrine ; la sueur a une odeur fétide.

Douleur presque constante au-dessous du cœur.

A craché du sang l'année dernière.

Expectoration médiocrement abondante.

Toux sèche, assez fréquente.

A l'auscultation, diminution notable de sonorité aux deux sommets.

Le côté gauche paraît plus sérieusement affecté ; respiration rude, soufflante.

| Analyse de l'urine : | | L'urine est ramenée à son état normal par le mélange suivant : |
|---|---|---|
| Chaux, | — | Causticum, |
| Potasse, | + | Arsenica, |
| Sulfates, | + | Pulsatilla. |
| Phosphates, | — | |
| Chlorures. | + | |

Ces médicaments sont administrés à la 12e dilution et l'amélioration remarquable. M... a oublié de nous dire qu'il avait facilement des pertes nocturnes, sous l'influence du moindre rêve. Causticum semblait l'indiquer.

Obs. XXI. — K..., 32 ans, brun, maigre. Le moindre froid l'enrhume ; transpiration nocturne ; pas de cavernes, mais sonorité affaiblie des sommets ; respiration dure. Est-ce une bronchite à répétition simulant la phthisie? Est-ce de la phthisie véritable?

| Analyse de l'urine : | Les médicaments indiqués sont : |
|---|---|
| + Chaux, | Arsenicum, |
| + Potasse, | Bryone, |
| + Sulfates, | Phosphore, |
| — Posphates, | Pulsatille. |
| — Chlorures. | |

Les médicaments ont été prescrits à doses allopathiques faibles, et l'amélioration rapide et persistante.

BRONCHITE.

Obs. XXII. — D... Lombago; obésité; respiration difficile ; oppression; catarrhe bronchique.

| L'urine indique : | | Et comme médicaments : |
|---|---|---|
| Chaux, | — | Nux vomica, |
| Potasse, | + | Graphites, |
| Sulfates, | — | Kali. |
| Phosphates, | + | |
| Chlorures. | — | |

Densité plus faible. Amélioration très-rapide.

Obs. XXIII. — C..., 64 ans. Bronchite tenace ; râles sibilants, ronflants. Le côté gauche de la poitrine est le plus affecté. Voix éteinte; chaleur, sécheresse de la gorge ; toux accompagnée de sérosités épaisses qui sortent par le nez.

| Examen de l'urine : | Elle est ramenée à son état normal par un mélange de : |
|---|---|
| + Chaux, | Charbon, |
| — Potasse, | Noix vomique, |
| — Sulfates, | Mercure, |
| — Phosphates, | Ciguë. |
| + Chlorures. | |

Ces médicaments, prescrits à la 12e dilution, déterminent une amélioration, puis une guérison très-rapide.

Obs. XXIV. — B..., 11 ans. Enfant sujet à des bronchites *à répétition*. Les préparations antimoniales le soulagent, sans jamais arriver à le guérir complètement. Tous les trois ou quatre mois, il tombe malade. A sa dernière rechute, l'urine, examinée pour la première fois, fournit les indications suivantes :

| | Elle est ramenée à son état normal par : |
|---|---|
| — Chaux, | Tartaricus, |
| + Potasse, | Dulca amara, |
| + Sulfates, | Rhus. |
| — Phosphates, | |
| — Chlorures. | |

Densité.

Les médicaments ont agi avec une merveilleuse rapidité. L'enfant, depuis plus d'un an, n'est pas retombé malade.

Obs. XXV.—O..., 67 ans. Calvitie ancienne. Rhumes fréquents ; souffre, cet hiver, d'une bronchite plus tenace que d'habitude ; constipation habituelle ; ténesme ; douleur musculaire violente dans l'hypochondre droit ; râles sous-crépitants dans les deux poumons.

L'urine indique :

Tartaricus,
Conium,
Carbo,
Pulsat.

Amélioration rapide.

Obs. XXVI. — M$^{me}$ D..., vieillard, 72 ans. Maigre ; doigts aux articulations noueuses ; santé toujours bonne ; bronchite durant depuis trois mois sans amélioration.

L'urine indique :

Baryta,
Tartaricus,
Spongia,
Calcaire.

Changement très-rapide et guérison.

Obs. XXVII. — B..., 6 ans. Enfant blond, turbulent. Tousse depuis plusieurs mois ; respiration dure dans tout le poumon gauche ; matité.

Urine :

+ Chaux,
— Potasse,
— Sulfates,
+ Phosphates,
+ Chlorures.

Les médicaments suivants sont indiqués :

Calcarea carb.,
Phosphore,
Pulsatille.

Densité normale.
Amélioration rapide et soutenue.

Obs. XXVIII. — C..., 48 ans ; brun, maigre ; santé bonne habituellement ; tousse depuis trois mois, sans qu'aucun soulagement ait été obtenu ; respiration dure, exagérée dans toute la hauteur du poumon gauche, surtout à la base ; pas de symptômes, si ce n'est que la toux vient surtout le matin.

| Examen de l'urine : | Les éléments bronchiques sont détruits par : |
|---|---|
| — Chaux, | Phosphore, |
| — Potasse, | Natrum mur., |
| + Sulfates, | Hepar., |
| + Phosphates, | Lycopode. |
| — Chlorures, | |

Densité plus faible.

Je donne ces médicaments successivement à la 30e, puis 100e. L'amélioration a été immédiate et la guérison des plus rapides.

Obs. XXIX. — Catarrhe bronchique. M. de F..., 68 ans.

A eu des calculs vésicaux dont la lithotritie l'a débarrassé, il y a trois ans.

Depuis quelques mois, il est atteint d'un catarrhe bronchique dont il ne peut se guérir. Les préparations antimoniales et les sirops en vogue ont été inutilement employés.

A l'auscultation, rhonchus, râles muqueux dans les deux poumons. Le malade se lève souvent dans la nuit pour uriner.

Pensant bien que ce catarrhe opiniâtre ne peut être que sous la dépendance d'une diathèse générale, j'examine l'urine. Une analyse approximative donne les indications suivantes :

| | |
|---|---|
| + Chaux, | En outre, elle est ramenée |
| + Potasse, | à l'état normal par : |
| + Sulfates, | Calcarea, |
| + Phosphates, | Tartaricus emeticus, |
| — Chlorures. | Baryta carbonica, |
| Densité plus grande. | Bryonia. |

Quelques jours après l'administration à doses hahnemanniennes de ces médicaments, l'amélioration se dessine. Au bout de six semaines, le malade est guéri. La diathèse goutteuse-rhumatismale est en même temps modifiée. M. de F... n'urine plus qu'une fois dans la nuit. Cette amélioration ne peut être évidemment considérée comme une guérison absolue, vu l'âge du sujet; mais, avec un traitement rationnel, il vivra, sans toux et sans catarrhe, de longues années encore.

Obs. XXX. — D. B..., 19 ans, a eu plusieurs bronchites; depuis deux mois, toux fréquente, transpiration et fièvre la nuit. Pouls 90; maux de tête redoublant vers midi.

Je donne une potion kermétisée. La toux, les sueurs, la fièvre persistent. A l'auscultation, çà et là quelques râles sibilants dans la poitrine, mais aux deux sommets diminution notable de sonorité, craquements et respiration *rude*.

Alarmé, car la famille compte des phthisies, je demande à examiner l'urine du malade. Celle-ci est d'un brun rougeâtre.

L'analyse fournit les données suivantes :

| | |
|---|---|
| Chaux, | + |
| Potasse, | — |
| Sulfates, | + |
| Phosphates, | + |
| Chlorures, | + |

Le microscope montre les éléments ordinaires de la phthisie au début. J'essaye un certain nombre de médicaments, quand enfin le carbonate de potasse (kali carbonicum), le carbure de fer (graphite), l'iode (iodium) et la teinture de chelidoine (chelidonium), ramènent l'urine à l'état normal.

J'administre successivement kali, graphite, iode et chelidonium. L'amélioration s'accentue immédiatement et ne s'est pas démentie depuis.

### COQUELUCHE.

Obs. XXXI. — G..., garçon de 10 ans; coqueluche soignée sans résultat par l'allopathie, depuis trois semaines. Vomissement des aliments; épistaxis.

L'examen de l'urine indique :

| | |
|---|---|
| — Chaux, | Drosera, |
| — Potasse, | Sepia, |
| — Sulfates, | Hepar, |
| + Phosphates, | Carbo veget., indiqués par l'analyse chimique procurent un soulagement immédiat et guérissent en douze jours. |
| — Chlorures. | |

Obs. XXXII. — D..., jeune fille de 13 ans, blonde, grasse; toux spasmodique, fièvre, coqueluche très-forte. Je lui donne du sirop de Desessarts.

Aucune amélioration les jours suivants.

| | | |
|---|---|---|
| Drosera, 12°, | VI glob. | Effet médiocre. |
| Eau, | 125 gr. | |

| | |
|---|---|
| Les urines interrogées, | Indiquent les médicaments suivants : |
| + Chaux, | |
| + Potasse, | Drosera, |

— Sulfates,
+ Phosphates,
+ Chlorures.

Charbon,
Cina.

Ceux-ci sont administrés successivement à la 12$^{e}$ et 30$^{e}$ dilution.

Amélioration immédiate et guérison rapide.

Obs. XXXIII. — R..., 7 ans; coqueluche datant de plus de six mois. Le traitement interne que je n'ai pu connaître a échoué. La toux a toujours présenté ce caractère de diminuer à l'air libre.

L'enfant a beaucoup de fièvre ; potion avec extrait d'aconit et teinture d'anémone. Une rougeole intense se déclare, la toux est toujours aussi violente. L'éruption s'éteint par degrés, et la coqueluche est toujours la même.

Le cas étant difficile, j'examine l'urine qui me donne :

— Chaux,
+ Potasse,
+ Sulfates,
— Phosphates,
— Chlorures.

Densité moyenne.

Elle est ramenée à son état normal par :

Aconitum,
Hepar sulfuris,
Lycopodium,
Drosera.

Je prescris ces médicaments ; le jour même, l'amélioration se dessine et la guérison complète ne tarde pas à se produire.

Obs. XXXIV. — B..., 4 ans ; coqueluche. Je donne du sirop de Desessarts, mais inutilement ; les quintes augmentent ; bronchite et fièvre.

Droséra, 12$^{e}$, effet nul ; l'enfant saigne fréquemment

du nez. La maladie date de plus d'un mois et s'accentue chaque jour.

L'urine que je fais demander est faiblement acide.

| | |
|---|---|
| — Chaux, | Elle est, après plusieurs |
| + Potasse, | essais, ramenée à son état |
| + Sulfates, | normal par le mélange mé- |
| + Phosphates, | dicamenteux suivant : |
| — Chlorures. | Carbo vegetalis, |
| | Pulsat., |
| | Nux vomica. |

Ceux-ci sont administrés, l'amélioration est immédiate et la guérison obtenue en huit jours.

Obs. XXXV. *Coqueluche.* — M..., garçon, 7 ans ; quintes très-violentes ; vomissement des aliments, saignements de nez.

| | | |
|---|---|---|
| Chaux, | — | Les potions calmantes, |
| Potasse, | + | sirop de Desessarts, n'ont |
| Sulfates, | + | absolument rien fait. |
| Phosphates, | + | Les médicaments indi- |
| Chlorures, | + | qués sont : |
| Densité normale. | | Cina, |
| | | Drosera, |
| | | Ipéca, |
| | | Carbo veget., |

Soulagement immédiat ; guérison des plus rapides.

Obs. XXXVI. — D..., 15 ans, gros, fort ; apparence de grippe, fièvre ; toux quinteuse qui se change en véritable coqueluche. Les potions allopathiques, kermès, caustique, n'amendent en rien son état, qui cède avec une étonnante rapidité à la série suivante que l'urine indique :

Arsenic. — Drosera. — Sepia.

Obs. XXXVII. — P..., 6 ans, blonde, s'enrhume facilement; en ce moment bronchite.

| Urine, | L'urine est remenée à l'état normal par la série médicamenteuse suivante : |
|---|---|
| + Chaux, | Hepar, |
| = Potasse, | Pulsatilla, |
| + Sulfates, | Nux. |
| — Phosphates, | |
| + Chlorures. | |

Amélioration et guérison rapides.

La même enfant est prise quelques mois plus tard d'une coqueluche violente. Je donne empiriquement le sirop de Desessarts et quelques autres palliatifs. Pas de changement.

| Urine, | La drosera n'a fait aucun bien. — L'urine n'est modifiée qu'en présence de : |
|---|---|
| + Chaux, | Carbo veget. |
| + Potasse, | Cina, |
| — Sulfates, | Cuprum. |
| + Phosphates, | |
| — Chlorures. | |

Soulagement immédiat et guérison à bref délai.

Obs. XXXVIII. — L..., 58 ans; *asthme* et catarrhe bronchique; le moindre vent l'enrhume; souffrait antérieurement d'un engorgement persistant du testicule droit, suite d'orchite, pour lequel l'urine avait donné les indications suivantes :

| | Les médicaments réducteurs de la matière causale sont : |
|---|---|
| — Chaux, | Mercure, |
| + Potasse, | Aurum muriat., |
| + Sulfates, | Rododendron, |
| — Phosphates, | + Acide nitrique. |
| — Chlorures. | |

Amélioration. Deux mois plus tard, M. L... me fait appeler pour une violente attaque d'asthme avec catarrhe bronchique.

Aurum,
Clematis,
Antimonium, sont
indiqués et successivement :
Arsenic,
Aurum,
Nux.

— Chaux,
+ Potasse,
+ Sulfates,
— Phosphates,
+ Chlorures,
Densité plus forte.

Dans le cas actuel, les doses hahnemanniennes ne soulageant pas, j'ai dû employer ces mêmes médicaments sous forme allopathique.

Enfin, M. L... s'est également fort bien trouvé des bains d'air comprimé dont, en certaines circonstances, je n'ai eu qu'à me louer.

Amélioration notable.

## ÉCLAMPSIE PUERPÉRALE.

Obs. XXXIX. — P..., 28 ans, blanchisseuse; primipare; grossesse de six mois ; elle est prise, depuis un mois, d'attaques qu'on me définit assez mal; il paraît qu'elle tombe, que ses bras et ses jambes sont agités de mouvements convulsifs et qu'elle n'a aucun souvenir de ce qui s'est passé ; le confrère auquel je succède n'a pu apporter aucun soulagement à son état. J'assiste enfin à l'une de ces attaques. P... me parlait en marchant, quand elle s'arrête tout d'un coup, tourne lentement la tête du côté gauche, la face cyanosée, les yeux convulsés et la bouche tordue, puis elle tombe lourdement à terre en agitant convulsivement ses bras et ses jambes, de la salive écumeuse sort de sa bouche; c'est là bien évidemment un cas d'éclampsie puerpérale. J'administre successivement, et sans aucun succès, les antispasmodiques connus, le sulfate de quinine, le bromure de potassium, la valériane, l'éther, le musc, la belladone.

Les attaques deviennent de plus en plus fréquentes. Dans l'une d'elles, P... se fait au front une blessure assez sérieuse. Un confrère appelé en consultation déclare la malade perdue; c'est qu'en effet les attaques se succèdent avec une rapidité effrayante; les battements du cœur du fœtus, d'abord forts et très-distincts, s'affaiblissent sensiblement.

L'urine, dont je n'ai pas fait l'analyse, est très-rouge, elle contient un énorme dépôt briqueté d'urate, qui fixe mon attention.

Par une heureuse inspiration je donne :

| | |
|---|---|
| Colchicum. | I M 20 gouttes. |
| Eau distillée. | 150 grammes. |

Par cuillerées d'heure en heure.

Après la prise de la première cuillerée, P... s'endort restant quatre heures consécutives sans accès, ce qui, depuis huit jours, ne lui est pas arrivé une seule fois. Ceux-ci reviennent néanmoins, mais moins forts; même prescription. En présence d'un cas aussi grave et de cette amélioration passagère, je crois qu'il est urgent de pratiquer l'accouchement prématuré artificiel. Je profite du calme relatif que le colchique procure pour introduire dans le col de l'utérus un morceau d'éponge préparée, maintenu par des tampons.

Le lendemain, la malade accouche spontanément, presque sans efforts, d'une petite fille de 7 mois, aujourd'hui forte et vigoureuse.

Ainsi donc, chez une blanchisseuse, primipare, atteinte d'éclampsie, affection déterminée sans doute par le froid humide auquel sa profession l'exposait, la teinture de colchique arrête instantanément les accès.

Comment expliquer ce résultat :

« A doses modérées, dit Cazin (Mat. médic. indi-
« gène, page 335), le colchique produit de *légers ver-*
« *tiges*, des *nausées*, une diminution du pouls, l'aug-
« mentation de la sécrétion urinaire. »

Et plus loin, page 337 :

« Le professeur Chelius s'est assuré que l'urine de
« ceux qui prennent du vin de semences de colchique,
« contient plus d'acide urique qu'elle n'en renfermait
« avant l'emploi de ce médicament. Ainsi, chez un
« goutteux auquel il administrait ce vin, l'urine, avant
« qu'il en fit usage, contenait 0,069 d'acide urique
« libre ou combiné avec l'ammoniaque ; quatre jours
« après, la proportion était de 0,076, le huitième de
« 0,091 et le douzième de 0,0102. Ce soulagement ex-
« plique le résultat qu'en éprouvent les goutteux.
« Maclagan (Monthly journal of medicine) a vérifié les
« assertions de Chélius et il a conclu que le colchique
« pourrait être très-efficace dans le cas où l'urine et
« l'acide urique sont en proportion moindre qu'à l'état
« normal et remplacés, comme cela arrive souvent, par
« d'autres matériaux organiques. Cette diminution de
« l'urée et de l'acide urique s'observe à un très-haut
« degré dans certaines formes d'anasarque, et princi-
« palement dans celles qui succèdent à la scarlatine,
« les urines sont alors presque supprimées ; l'urée et
« l'acide urique sont remplacés par l'albumine. »

Cazin, page 338 :

« Percy, praticien distingué de Lausanne, emploie
« surtout le colchique dans les cas de rhumatismes
« localisés dans la tête. »

« Clutterbourg a administré le colchique avec avan-
« tage, dans l'inertie utérine tenant à une vive irrita-
« tion de son parenchyme et de ses ligaments. »

Il a également favorisé l'expulsion du placenta.

Teste place le colchique dans le groupe zinc. Or ce dernier médicament agit principalement sur les organes génito-urinaires et les membres inférieurs d'une part (épilepsie, paraplégies), de l'autre sur la tête, la face et les yeux en particulier. C'est ainsi que le sulfate de zinc guérit très-bien la blennorrhagie, et que son usage en collyre contre l'ophthalmie est vulgaire. L'action du colchique a quelque chose d'analogue ; il influence également la tête, le cou (torticolis, voir Teste), les yeux, les membres supérieurs, d'une part, et de l'autre, le système utérin et ses annexes. Quoi qu'il en soit de cette localisation d'action du colchique, celui-ci modifie l'atrophie des éléments. On a vu qu'il déterminait (1) dans l'urine, l'apparition d'une plus grande quantité d'acide urique. Or, dans la goutte, il y a diminution d'urée et d'acide urique pendant l'accès. L'administration du colchique contribuera à abréger celui-ci en faisant apparaître les urates. Il semble, à ce point de vue, n'être qu'un palliatif ; aussi peut-on souvent en donner impunément et même avec avantage des doses considérables. Quoi qu'il en soit de l'action physiologique, encore mal connue, de ce médicament, l'expérience m'a démontré qu'il faisait assez souvent partie de séries médicamenteuses avec le carbonate de chaux.

Calcarea carbonica (homœopathique à la goutte),
Kali carb. (palliatif dissolvant l'acide urique),
Colchicum, concordent ensemble.

C'est ainsi que dans le cas d'éclampsie de Mme P...,

(1) Le fait est complètement nié par certains auteurs, et Bocker en particulier.

nous avons dû, quelques années après, examiner l'urine, qui nous a donné les résultats approximatifs suivants :

| | | |
|---|---|---|
| Chaux, | + | Et comme médicaments réducteurs : |
| Potasse, | — | |
| Sulfates, | — | Calcarea carb., |
| Phosphates, | + | Colchicum, |
| Chlorures. | + | Nux vomica, |

qui ont immédiatement soulagé des crises nerveuses, reliquat de la dernière maladie que Madame P... a faite, et pour lesquelles nous avons été tardivement consultés. Ce sont des vertiges précédés d'une sensation d'engourdissement partant de la main gauche et montant à la tête. Il y a là quelque chose qui rappelle l'*aura epileptica*.

Madame P..., du reste, va beaucoup mieux, depuis que sur notre conseil, elle a cessé d'exercer sa profession qui convenait si peu à son tempérament.

### VERTIGE EPILEPTIFORME.

Obs. XL. — B..., 34 ans, ancien sous-officier ; fort, vigoureux, trapu, le teint coloré ; il me donne les détails suivants sur les maladies qu'il a faites dans sa jeunesse.

6 ans, maladie de foie (foie trop gros) ; rougeole ; granulations conjonctivales cautérisées par Nélaton, avec le crayon de sulfate de cuivre.

De 8 à 12 ans, éruption. Au niveau des articulations, de gros boutons blancs remplis de pus et qui s'ulcéraient.

10 ans, masturbation effrénée.

1861. 21 ans ; il va en Afrique, et me dit avoir bu dans le désert, pendant dix mois, de l'eau salpêtrée, il contracte alors des fièvres intermittentes, avec bâillemnts, frissons, froid intense et vomissements réitérés ;

il tombe plus tard, malade d'un phlegmon au pli de l'aine, qui ne guérit à Medeah, qu'au bout de deux mois et demi.

1865. Fistule anale, dont il est opéré au Sénégal, qui lui laisse un écoulement fétide dont il se guérit lui-même, en prenant des bains de siége, et surtout des bains d'eau de mer. Plus tard, à Orleansville, il but pendant quelque temps de l'eau naturelle bleuâtre, chargée, m'a-t-il affirmé, de sulfate de cuivre. (Ces derniers détails ne m'ont été donnés qu'après le traitement.) A cette époque, sa santé était bonne ; en outre, il a fait quelques excès de boissons, d'absinthe surtout ; il a eu également des douleurs rhumatismales pour avoir couché sur la terre humide, puis une insolation qui a déterminé chez lui un strabisme permanent.

En dépit de toutes ces péripéties, B... était resté fort et sanguin, quand éclatèrent tout d'un coup les accidents que je vais rapporter : B... rentre un soir chez lui, ayant chaud, il se lave les pieds dans l'eau froide, comme il le fait depuis de longues années, et se couche (habitude qu'il avait justement interrompue depuis huit jours). Tout d'un coup il se réveille en sursaut la nuit, en proie à une oppression épouvantable ; il délire et veut se jeter par la fenêtre. Un médecin, appelé en toute hâte, prescrit des calmants, de l'éther. Tel est le début de la maladie. Depuis cette époque, B... est pris subitement des phénomènes suivants : tout d'un coup son visage devient pâle ; la gorge se serre ; il éprouve là, dit-il, une contraction spasmodique atroce, qui l'empêche de respirer ; sensation de gouttes froides tombant sur le cœur : ses pieds, pendant la crise, sont glacés ; son regard est fixe, et il ne perd pas connaissance. S'il est dans la rue, au moment où sa crise le prend, il lui faut s'appuyer au mur pour ne pas être renversé. Il éprouve dans la tête une sorte de vacillement, de vertige ; à gauche, au niveau du cœur, une douleur d'élancement vive et pénétrante ; il lui semble encore être soulevé de terre pour être jeté sur le côté gauche ; sa bouche, pendant la crise, se sèche ; il ne lui monte qu'une petite quantité de salive blanche ; quand elle est passée, il mouche ordinairement du sang, et le mucus salivaire est souvent salé, visqueux, sanguinolent ; j'ai pu constater moi-même la morsure de la langue. Il éprouve également une sensation de brûlure dans les deux yeux ; la durée de chaque crise est variable, une, deux, trois minutes ; la nuit qui lui succède, il dort d'un sommeil de plomb ; le lendemain, sensation de brûlement des yeux ; aigreurs d'estomac ; borborygmes, flatuosités ; mucosités salées et sanguinolentes de la bouche, déjà mentionnées : bâillements profonds.

En outre, quand il lui arrive de fixer un objet de côté, de tourner la tête surtout à gauche, ou de la tenir levée, ou de passer devant une grille, il éprouve dans le cerveau une sensation de vague et de balancement.

B... a pris tous les antispasmodiques connus : l'éther, la valériane, le musc, le bromure de potassium ; le sirop de morphine seul l'a soulagé pour quelque temps, mais ce soulagement momentané n'a pas tardé à disparaître. Il est aujourd'hui aussi mal qu'avant d'en avoir pris.

9 juin 1873. B... a eu la veille un accès ; il m'apporte son urine : elle est très-acide, contenant une quantité considérable de gros cristaux jaunâtres, ovalaires d'acide urique.

Le lendemain, dans la même urine, ces gros cristaux ont disparu ; l'acide urique est plus abondant que la veille, mais les cristaux sont beaucoup plus petits. Par contre, j'aperçois une foule de cristaux d'oxalate de chaux, cristaux en enveloppe de lettre, que tout le monde connaît. En outre, une matière striée, ayant la forme d'un champignon à large plateau, et munie d'un pédicule assez long. Une analyse très-approximative me donne :

+ Chaux,
+ Potasse,
+ Phosphates,
+ Sulfates,
+ Chlorures,

Pressé par B... de donner un nom à sa maladie, je lui dis qu'il a une affection nerveuse de nature rhumatismale et goutteuse, dont la médecine saura certainement le soulager.

La présence de l'acide urique m'engage à donner au moins à titre de palliatif kali carbonicum 12e, par cela seul que la potasse à dose chimique dissout l'acide urique. Le lendemain, un nouvel échantillon d'urine m'est envoyé : il ne contient aucune trace ; les médicaments qui ramènent l'urine à l'état normal sont :

Crocus (le safran),
Calcarea carb.,
Arséniate de potasse, + $SO^3$.

L'amélioration est légère, mais les accès persistent encore.

Un peu plus tard, la série suivante se trouve indiquée :

Plumbum,
Alumina,
Dulca amara + $AzO^5$.

L'état s'améliore, mais lentement. Je me suis peut-être trompé.

Le microscope indique enfin :

Opium,
Calcarea,
Cuprum,
Agaricus.

B... prend successivement ces médicaments à la 30e, plus tard il se contente de les respirer. A partir de ce moment, l'amélioration s'accentue avec une très-grande netteté. Obligé d'abandonner ses occupations faute de pouvoir s'appliquer à aucun travail, il les reprend presque sans fatigue. Cuprum est évidemment pour B... un médicament de fond. Plusieurs fois dans sa vie, le cuivre l'a soulagé, soit sous forme de crayons pour ses granulations conjonctivites, plus tard dans l'eau naturelle qu'il fut forcé de boire. Plus tard encore je fus forcé d'administrer: opium, calc., belladone. Aujourd'hui, B... est guéri, je ne dis pas sans retour ; mais la médecine saura triompher de ses attaques s'il vient à en être frappé de nouveau.

## ÉPILEPSIE.

Obs. XLI.— Sch..., 30 ans; plutôt brune; boutons au front ; règles régulières, mais faibles ; pas de constipation; selles régulières; coryzas fréquents; a toujours froid aux pieds.

Autrefois, sueurs fréquentes et abondantes des pieds, sa santé habituellement bonne n'a été troublée que par plusieurs bronchites légères et par une fièvre typhoïde, étant jeune fille. Ses attaques d'épilepsie sont dues à une frayeur violente. Au moment de ses époques, pendant la Commune, une maison voisine de la sienne fut incendiée; à partir de ce moment, les attaques devinrent de plus en plus fréquentes, toujours plus violentes à l'approche des règles.

La nuit, son sommeil est troublé par des cauchemars. Elle rêve de bêtes qui la mordent, de chiens surtout, de chevaux et d'oiseaux.

A suivi sans avantage les traitements allopathiques.

Urine :
+ Chaux,
— Potasse,
+ Sulfates,
— Phosphates,
+ Chlorures,
Densité plus grande.

Elle est ramenée à son état normal par la série médicamenteuse suivante :

Causticum,
Sepia,
Graphites,
Veratrum.

Les attaques qui venaient une fois ou deux par semaines, n'ont pas paru depuis quinze jours.

La série suivante se trouve alors indiquée :

Calcarea,
Cuprum,
Opium,
Ignatia.

Amélioration persistante; menaces d'attaques.

Enfin nous prescrivons d'après l'urine :

Calcarea,
Noix vomique,
Causticum,
+ $AzO^5$.

Madame Sch... n'est pas évidemment guérie, mais son état est singulièrement amélioré ; nul doute qu'avec un peu de persévérance, la science ne vienne à bout de cette cruelle maladie. Nous remarquerons la mobilité des médicaments ; c'est là un fait que l'examen seul de l'urine permet de reconnaître. Certaines affections chroniques sont tributaires d'un petit nombre d'agents thérapeutiques, d'autres, au contraire, en exigent davantage.

Obs. XLII. *Albuminurie.* — G..., jeune fille, 12 ans. 9 novembre 1873. A été longtemps exposée au froid; nourriture mauvaise; fièvre ardente; pouls 130; râles bronchiques.

Potion :

| | |
|---|---|
| Potion gommeuse. | 120 gr. |
| Kermès. | 0,30 c. |
| Teinture de bryone. | 2 gouttes. |
| Extrait de douce-amère. | 0,20 c. |
| — d'aconit. | 0,10 c. |
| Sirop simple. | 30 gr. |

Le 11. Amélioration passagère; la fièvre continue; la poitrine semble dégagée; subdélirium.

Prescription :

| | |
|---|---|
| Sulfate de quinine. | 0,75 c. |
| Extrait d'aconit. | 0,10 c. |

En 15 pilules, 5 par jour.

Le 24. La maladie continue depuis quinze jours; la figure de l'enfant me paraît légèrement bouffie; la langue sèche; la soif vive.

J'examine l'urine, elle contient une quantité notable d'albumine.

Je prescris de la limonade nitrique, et successivement la scille et la digitale.

La face, les jambes, les bras, le ventre, s'infiltrent progressivement.

1er décembre. J'examine de nouveau l'urine, l'analyse me donne :

| | |
|---|---|
| + Chaux, | Albumine en quantité |
| + Potasse, | énorme. |

— Sulfates,
— Phosphates,
— Chlorures,
— Urée.

Le microscope montre des cylindres granulo-graisseux que je détruis enfin avec les autres éléments de la maladie, par le mélange suivant :

Arsenicum,
Prunus spinosa,
Helleborus,
$+ SO^2$.

Le 4. Les médicaments sont donnés successivement à la 12e, une cuillerée toutes les heures.

Le 5. La nuit a été très-agitée ; l'enfant a poussé des cris *terribles* (sic), mais le lendemain le pouls n'est plus qu'à 90. *L'enfant est dégonflée*, l'amélioration considérable ; j'ai prévenu les parents que j'employais l'homœopathie. On me supplie de n'en rien faire et d'employer la médecine ordinaire, où l'on ne donne pas des poisons comme dans l'autre ; je refuse et me retire. Dix jours après, l'enfant était morte.

## ALBUMINURIE AIGUE.

Obs. XLIII. — Blond et obèse, 34 ans.

4 septembre 1872. A partagé il y a quinze jours son lit avec un ami ; depuis cette époque, il se gratte constamment. Je constate un prurigo simplex. Bains sulfureux.

Le 12. Pas de changement ; cette fois je découvre un certain nombre de *pediculi pubis*. Onguent napolitain.

Le 18. Prurigo moins violent, mais fièvre. 120°, point de côté. Matité des poumons ; respiration soufflante, bronchophonie. Potion kermétisée et aconit.

Le 20. La fièvre est moins forte (110°) ; râles crépitants, les crachats sont plutôt rouges que rouillés, c'est plutôt une congestion pulmonaire qu'une véritable pneumonie.

Le 26. L'état du poumon s'est amélioré, mais la fièvre persiste 120°. Epistaxis répétées. La scène change encore. B... est pris tous les soirs d'accès d'asthme ; il suffoque et se croit perdu. La crise se montre régulièrement entre minuit et une heure du matin.

1er octobre. Sulfate de quinine.

Le 8. Arséniate de soude (0 gr. 5 cent. pour 200 gr. d'eau). N. solubilis, hépar, bellad. Aucun changement. Les crises viennent chaque nuit, régulièrement; le pouls est élevé et petit, les urines sont d'un rouge de sang. Or, depuis plus d'un mois, je reste spectateur impuissant d'un état pathologique qui se modifie sans cesse.

Mais il me semble que tous ces accidents peuvent être ramenés à un état de dyscrasie du sang. Le prurigo, la pneumonie congestive, les épistaxis, les crises nocturnes, la coloration sanguinolente des urines, sont évidemment les manifestations d'un état général plus grave.

L'urine, en effet, chauffée ou additionnée d'acide nitrique, donne un abondant dépôt d'albumine. Elle est alcaline, bleuissant fortement le papier de tournesol.

Elle montre au microscope un très-grand nombre de cristaux de phosphate ammoniaco-magnésien, de l'urate d'ammoniaque, du pigment noir en abondance, des cristaux d'hématoïdine, des leucocytes, des cylindres granuleux légèrement contournés sur eux-mêmes, des cylindres hyalins droits et pâles, des globules sanguins, et çà et là de véritables cylindres bleuâtres formés sans doute par la décomposition de la matière colorante du sang.

Elle renferme encore une quantité plus grande de chaux, de potasse, de phosphates, et moins de sulfates.

En présence de cette albuminurie aiguë, de ces crises nocturnes où le malade croit suffoquer, de cette fièvre continuelle et de l'insuccès de la médication, de l'amaigrissement relatif du sujet, mon pronostic est très-grave. Pulsatilla 6e cependant semble avoir soulagé M. F... Je fais alors divers essais, entre autres, celui-ci que je signale à l'attention de mes confrères ; je chauffe une petite quantité d'urine et d'alcool, puis prenant une goutte de cette urine, je la place sur une lamelle couvre-objet en lui surajoutant immédiatement une autre goutte d'une teinture médicamenteuse.

Les teintures employées furent bryone, rhus, douce-amère, china, belladone, pulsatille, conium maculatum.

Au bout de quelques heures, quand l'alcool se fut évaporé en partie, je regardai chaque lamelle au microscope.

Je n'observai rien de particulier, mais arrivé à celle où j'avais ajouté une goutte de pulsatille, quel ne fut pas mon étonnement d'apercevoir les houppes si faciles à reconnaître de margarine. Je recommençai cet essai à plusieurs reprises et toujours avec le même succès. L'addition de l'éther dissolvait la margarine. Il y a là, ce me semble, pour tout homœopathe, matière à réflexion. Ainsi, la pulsatille convient souvent aux blonds, à ceux qui n'aiment pas la graisse, et cette même substance déterminerait chimiquement la précipitation de la margarine. La pulsatille agit-elle dans ce cas en se combinant directement avec la margarine ou avec un corps tenant celle-ci en dissolution? Je l'ignore. J'ai tenté cependant avec de l'acide margarique du commerce quelques expériences qui ne m'ont donné aucun résultat.

Pour revenir à notre malade, je remarquai que le lendemain de l'administration de pulsatille, l'urine était moins alcaline.

Je dirai en terminant que ce fut l'étude de la matière médicale qui me fit trouver le médicament nécessaire.

J'administrai cannabis indica T. M. deux gouttes, eau 125 gr.

La nuit même qui suivit l'administration du médicament, la crise si redoutée du malade fit défaut.

Elle revint, plus faible, il est vrai, mais à la même heure, quelques jours après avoir suspendu le remède. Elle fut enrayée de nouveau sitôt que celui-ci fut repris. Un peu plus tard, j'alternai pulsatilla et cannabis, et ce ne fut pas le seul cas où je pus remarquer la concordance de ces deux médicaments.

En fin de compte, M. F... guérit. Au bout de quelques mois, j'eus l'occasion de le voir. Je le trouvai maigri, légèrement albuminurique. Il se porte aujourd'hui fort bien; mais il aurait besoin, ce me semble, d'être surveillé.

Obs. XLIV.— D. D..., 56 ans. Grand, maigre, élancé. Père goutteux. Douleur très-vive à l'épaule droite et dans le sein droit, dont le début remonte à une dizaine d'années; exacerbation étant assis; amélioration en tenant le bras levé en l'air, en appuyant, en comprimant le point douloureux. Il souffre moins également en se raidissant et en effaçant les épaules. En même temps, douleurs insupportables dans le dos, surtout à droite.

Moral affecté. Le malade est pusillanime; il se croit très-gravement atteint, parce que tous les traitements jusqu'ici suivis, vésicatoires, pommades et injections morphinées ou belladonées, bains sulfureux, douches, n'ont amené qu'un soulagement passager.

L'urine présente une quantité considérable d'acide urique et, de plus, des éléments organiques, que les médicaments suivants font disparaître :

Calcarea carboni,
Nux vomica,
Ledum,
Kali carbonicum.

La douleur de l'épaule diminue quelques jours après le début du traitement, pour disparaître d'une façon définitive. M. D. D... continue toujours les mêmes médicaments à des intervalles de plus en plus éloignés, pendant lesquels il fait usage d'eau de Contrexeville (Pavillon), qui me paraît avoir ici une action identique à celle du calcarea homœopathique.

En somme, guérison rapide d'une névralgie très-ancienne, dont l'origine goutteuse et rhumatismale avait été jusque-là méconnue.

### GOUTTE.

Obs. XLV. — Mme de B..., 40 ans, brune; six enfants. Goutte articulaire, marquée surtout aux genoux; marche pénible; douleurs plus vives par les changements de l'atmosphère; craquement des genoux, qu'on entend à distance, comme déterminées par un manque de synovie; sentiment de prostration, de faiblesse; règles constamment fortes et en avance.

Le fer, à doses massives, lui a toujours réussi.

L'urine est très-acide.

| | | |
|---|---|---|
| Chaux, | + | Elle est ramenée à l'état normal par : |
| Potasse, | + | |
| Sulfates, | + | Graphites, |
| Phosphates, | = | Calcarea, |
| Chlorures. | — | Sabina. |

J'ai donné ces médicaments sous forme, tantôt allopathique, tantôt homœopathique.

Mme de B... est infiniment mieux. Ce sont pour elle des médicaments de fonds, auxquels elle devra souvent s'adresser.

Obs. XLVI.—D..., 26 ans, blonde. Douleur à l'épaule droite, datant de trois ans, et augmentant par la fatigue et en portant le bras en arrière; sensation de plénitude de l'estomac; règles assez faibles. Tout a échoué : vésicatoires, pommades morphinées, belladone, frictions diverses.

Je prescris conium, pulsatille, kali carb. (12$^{e}$). Huit jours après, pas de changement.

J'examine alors l'urine, qui donne :

| | et comme indications : |
|---|---|
| — Chaux, | |
| — Potasse, | Kali carb., |
| + Sulfates, | Pulsat., |
| + Phosphates, | Bryonia. |
| — Chlorures, | |

Densité faible.

La série médicamenteuse précédente est prescrite, l'amélioration immédiate, et la guérison rapide.

Quelques mois plus tard, cette douleur est revenue, et les doses hahnemaniennes ont été insuffisantes. J'ai dû employer les mêmes médicaments, mais à doses massives.

| | |
|---|---|
| Eau distillée, | 200 grammes. |
| Carbonate de potasse, | 1 — |
| Teinture de bryone, | 4 gouttes. |
| — pulsatille, | 4 — |

2 cuillerées par jour.

Amélioration et guérison.

Obs. XLVII. — P..., 64 ans. Douleurs de goutte aux pieds, surtout au niveau du gros orteil droit; jadis, maux de gorge. A essayé divers remèdes, et ne se sent guère soulagé que par des compresses d'eau blanche.

J'ordonne d'abord calcarea 100° et kali carbon. 30°, alternés.

Au bout de quinze jours, aucune amélioration.

L'urine que j'analyse indique :

| | | |
|---|---|---|
| Chaux, | + | et comme médicaments : |
| Potasse, | — | Graphites, |
| Sulfates, | + | Plumbum, |
| Phosphates, | + | Sepia. |
| Chlorures, | + | |

Densité moyenne.

Ceux-ci sont administrés et soulagent. Je savais dès lors pourquoi l'eau blanche à l'extérieur améliorait l'état de M. de P...

Obs. XLVIII. Madame B..., 64 ans. Névralgie faciale du côté droit. Cette névralgie est surtout vive à la mâchoire inférieure au niveau du trou mentonnier et semble de là se répandre vers l'oreille, le nez et le maxillaire supérieur du même côté. Cette affection date d'une douzaine d'années et paraît avoir eu pour cause un refroidissement. Elle n'est pas continue et laisse des intervalles de huit ou dix jours sans se reproduire. La malade éprouve tantôt des picotements comme par des aiguilles, tantôt un pincement ou une sensation de griffement intolérables.

Surdité déjà ancienne. A eu la dysentérie autrefois. Elle est aujourd'hui plutôt constipée que relâchée. Picotements à l'anus.

Urine souvent après les repas.

Règles autrefois fortes.

Elle aime les corps gras et prétend souffrir moins en vivant de charcuterie.

Sa voix est comme éteinte au moment de ses crises. Vésicatoires, sangsues, injections de morphine et d'atropine. Les médicaments en vogue, le bromure de potassium, le chloral, la valériane, le sulfate de quinine, tout a été employé sans succès. L'homœopathie ellemême n'a produit qu'un soulagement momentané.

L'analyse de l'urine me donne :

| | |
|---|---|
| + Chaux, | L'urine est ramenée à son état normal par : |
| + Potasse, | |
| + Sulfates, | |
| — Phosphates, | Causticum, |
| — Chlorures. | Mercure, |
| Densité moindre. | Cantharis, |
| | Coffea. |

Les médicaments sont donnés à doses hahnemanniennes 12°. L'amélioration très-rapide.

Vingt jours après la crise reparaît. Les médicaments qu'elle avait pris d'abord tous les jours puis tous les deux jours semblent n'avoir plus aucune efficacité. Cantharis étant pour la malade un médicament de fonds, j'applique sur la mâchoire inférieure un vésicatoire avec pansement d'une pommade morphinée. Pas de changement.

A l'intérieur café vert en macération dans l'eau. L'intensité de la crise est toujours la même. Ne voulant pas cependant quitter la voie que l'examen microscopique m'a tracée, je prescris :

Granules de caféine de 0,001 millig., n° 6, une toutes les deux heures.

Après le premier granule, amélioration instantanée. La malade n'a jamais eu sa crise ainsi arrêtée. Elle n'éprouve autre chose qu'un peu d'engourdissement. Ainsi donc cette médecine éclectique que je préconise, mais ayant toujours eu autant que possible pour base l'homœopaticité du médicament, a pu guérir ou au moins remarquablement soulager là ou tout avait échoué. Nul doute que la caféine n'ait agi en vertu de la loi hahnemannienne, il fallait sans doute, vu l'ancienneté et la ténacité du mal, une dose massive, en apparence allopathique.

De temps à autre les crises reparaissent et sont immédiatement enlevées par la caféine, suivie de l'administration de la série médicamenteuse indiquée plus haut.

### NÉVRALGIE.

Obs. XLIX.— K..., 56 ans, souffre depuis de longues années d'une douleur atroce dans la région thoraco-abdominale du côté gauche. Cette douleur est intermittente, augmente avec les temps humides.

Traitement antérieur inutile. Les bains de vapeurs seuls l'ont quelquefois soulagé.

L'urine donne :

| | |
|---|---|
| + Chaux, | |
| — Potasse, | Rhus, |
| + Sulfates, | Bryonia, |
| + Phosphates, | Calcarea, |
| — Chlorures. | Phosphores , sont indiqués et dé- |

terminent la guérison définitive avec une incroyable rapidité.

### LOMBAGO ET CÉPHALALGIE.

Obs. L. — L..., 57 ans. Brun. Tempérament violent et irritable. Grand mangeur. A la suite d'un effort musculaire un peu brusque fait dans un moment de colère, douleur dans les reins. Douleur continue qui l'empêche de se baisser et s'accompagne d'une *céphalalgie* persistante avec vertiges. Les frictions, les pommades n'ont rien produit. Cet état dure depuis deux ans. Arnica, conium, belladone, sulfure, n'amenèrent aucun changement.

L'examen de l'urine donne :

| | |
|---|---|
| + Chaux, | Elle est ramenée à son état normal par : |
| + Potasse, | |
| — Sulfates, | Graphites, |
| — Phosphates, | Nux, |
| — Chlorures. | Pulsat. |

Amélioration immédiate.

### ULCÈRE NASAL.

Obs. LI. — W. Sch..., 76 ans, réglée à 11 ans. A cessé de voir à 42 ans. Elle eut à ce moment plusieurs hémorrhagies.

Santé toujours bonne. N'a jamais eu d'enfants. Aucuns symptômes à noter. Cependant elle n'a jamais aimé les sucreries ni les œufs. Moral gai et tranquille. Vue affaiblie. Depuis longtemps déjà cataracte de l'œil gauche.

L'affection pour laquelle cette dame vient me consulter remonte à quatre ans. A cette époque elle eut un petit bouton légèrement creux au centre, sur la face latérale droite du nez entre l'aile et la racine et plus près de cette dernière. Ce bouton devint progressivement une ulcération qui se creusa, grandit lentement, mais sans arrêt. Cette ulcération est aujourd'hui irrégulièrement ovalaire. Ses bords sinueux et ses parois comme taillées à pic. Le fond saigne facilement. Elle est limitée en haut par l'œil et la racine du nez, en bas par l'aile et manifeste une tendance visible à envahir la face dorsale. Cette dame a consulté plusieurs médecins. On a pratiqué longtemps des cautérisations au nitrate d'argent ; divers traitements internes ont été ordonnés et suivis, le tout sans la moindre amélioration : seule l'urine pouvait me guider.

Les premiers médicaments réducteurs furent :

Belladone,
Chlorure d'or,
Acide phosphorique,
+ $SO^3HO$.

Ces médicaments furent employés *intus* et *extra* à doses hahnemaniennes (12ᵉ, 30ᵉ, 100ᵉ, 200ᵉ).

Dès les premiers jours la malade crut s'apercevoir d'une légère amélioration, qui devint manifeste à la fin du premier mois.

Une nouvelle analyse modifia alors la série précédente :

— Chaux,
— Potasse,
+ Sulfates,
+ Phosphates,
+ Chlorures.

Tous les éléments organiques de l'urine ne disparurent qu'en présence des médicaments suivants :

Hepar,
Causticum,
Alumina,
Chlorure d'or + $SO^3,HO$.

Ceux-ci furent administrés *intus* et *extra* et le traitement poursuivi presque sans interruption, contrairement aux données habituelles de l'école homœopathique. Cette dernière série s'est trouvée confirmée par plusieurs analyses pendant près de quatre mois, au bout desquels l'urine a cessé d'être modifiée par eux. La dernière analyse a fourni les résultats suivants :

— Chaux,
— Potasse,
+ Sulfates,
+ Phosphates,
+ Chlorures,
Densité plus grande.

Et les agents réducteurs ont été :

Alumina,
Causticum,
Belladone,
Hepar.

Au moment où j'écris, le fonds de l'ulcère est à peu près comblé, les bords presque complètement réunis et la guérison totale sera obtenue dans quelques jours. De quelle nature était cette ulcération ? Je ne puis l'affirmer, cependant, d'après l'adage *natura morborum ostendit curatio*, il est probable qu'il s'agissait là d'une affection dépendant d'une diathèse originaire syphilitique. Le chlorure d'or, l'alumine, la belladone, le foie de soufre, semblent l'indiquer. Quoi qu'il en soit, nous avons, en moins de six mois, obtenu chez un vieillard la cicatrisation d'un ulcère qui résistait depuis cinq ans à tous les traitements. Je doute qu'aucun procédé, autre que celui employé par nous, eût permis d'asseoir le diagnostic médicamenteux sur des bases aussi certaines et aussi positives.

Obs. LII. — J..., 12 ans; brun; cependant apparence lymphatique; la moindre plaie de la peau est suivie d'une éruption d'eczéma.

Urine :

| | |
|---|---|
| — Chaux, | Mercure, |
| + Potasse, | Rhus, |
| + Sulfates, | Pulsatille, |
| + Phosphates, | ramènent l'urine à l'état |
| + Chlorures. | normal. |

J'ai donné de temps à autre les médicaments précédents qui n'ont pas tardé à diminuer, puis à détruire la disposition signalée plus haut.

Obs. LIII. — B..., 17 ans; brune; acné du visage. Acné qui, sans être trop considérable, dépare cependant le visage de cette jeune fille ; elle a suivi, pour se guérir, divers traitements allopathiques ou homœopathiques, mais en vain.

Symptômes concomitants :

Saignements de nez fréquents,
Règles fortes et en avance.

Examen de l'urine :

— Chaux,
+ Potasse,
+ Sulfate,
+ Phosphates,
— Chlorures.

L'urine est ramenée à son état normal par le mélange médicamenteux suivant :

Charbon végétal,
Carbonate de chaux,
Noix vomique, TM,
Acide sulfurique.

Je prescris carbo veget., calcarea carb., nux vomica, à la 12e, et des lotions avec de l'eau à laquelle on ajoute quelques gouttes de chaque médicament, à la 1re dilution. L'amélioration est très-rapide et persistante.

## HERPÉTISME.

Obs. LIV.—M..., 13 ans; a eu plusieurs bronchites; sa respiration est ordinairement oppressée; elle fait entendre, en respirant, une sorte de sifflement, et l'auscultation permet de constater une grande quantité de râles humides; derrière les oreilles, eczéma; alternance très-remarquable entre celui-ci et l'affection catarrhale.

L'analyse de l'urine indique :

+ Chaux,
= Potasse,

Elle est ramenée à l'état normal par les médicaments :

Graphites,

| | |
|---|---|
| = Sulfates, | Staphysagria, |
| + Phosphates, | Conium. |
| — Chlorures. | |

Amélioration subite et guérison définitive.

Obs. LV. — J..., 22 ans ; blonde ; acné du visage ; boutons siégeant au front, au nez et surtout au menton. Tisane de douce-amère.

Potion :

| | |
|---|---|
| Arséniate de soude. | 0 gr. 05. |
| Eau. | 200 — |

2 cuillerées par jour.

Quinze jours après, aucun changement.

Lotions avec :

| | |
|---|---|
| Sublimé. | 0 gr. 10. |
| Eau. | 200 — |
| Alcool. | q. s. |

Une cuillerée à bouche dans un demi-verre d'eau chaude.

Pas de changement ; j'ordonne, *intus* et *extra* l'eau sulfuro-ferrugineuse de Passy.

Pas de changement.

| J'examine enfin l'urine : | Celle-ci est ramenée à son état normal par le mélange suivant : |
|---|---|
| — Chaux, | Mercure, |
| — Potasse, | Sepia, |
| + Sulfate, | Acide phénique, |
| + Phosphates, | Teint. de belladone, |
| — Chlorures. | + $SO^2$. |

Je prescris les médicaments à la 12e, et successivement 30ᵉ dilution; lotions avec des dilutions plus basses.

Changement immédiat et guérison persistante.

Obs. LVI. — L..., 37 ans; gerçures persistantes du dos des doigts.

A suivi en vain divers traitements.

Boutons du cuir chevelu qui, autrefois, laissaient suinter de l'humeur, dit-elle, et qui présentent aujourd'hui une sorte de dartre sèche.

Les gencives saignent facilement.

A toujours souffert de maux de gorge.

Constipation légère.

Souffrances d'estomac par le vin.

Époques autrefois en avance et fortes, faibles aujourd'hui.

Le fer dont on lui a fait prendre de grandes quantités lui a constamment fait du mal.

Elle a pris également longtemps de l'iodure de potassium.

| L'urine indique : | Et comme médicaments : |
|---|---|
| — Chaux, | Rhus, |
| — Potasse, | Pétrole, |
| + Sulfates, | Sulfate d'alumine. |
| + Phosphates, | |
| — Chlorures. | |

Ceux-ci prescrits à l'intérieur, déterminent une amélioration rapide, à l'extérieur, pommade aluminée. Les gerçures reviennent néanmoins chaque fois qu'elle laisse un intervalle trop considérable dans la prise de son traitement.

Elle paraît aujourd'hui guérie par les médicaments cités plus haut.

Obs. LVII. — C..., 12 ans; dartre squameuse des lèvres, datantde plusieurs mois; onguents et pommades ont été inutilement employés.

Examen de l'urine :
+ Chaux,
+ Potasse,
+ Sulfates,
— Phosphates,
— Chlorures.

Les médicaments suivants ramènent l'urine à l'état normal.
Mercure,
Chlorure de sodium,
Sepia.

Les médicaments sont administrés à la 12e.

En même temps, pommade légèrement hydragyrique; amélioration rapide, mais je suis obligé de répéter ces mêmes médicaments de temps à autre.

Obs. LVIII. — D..., 26 ans, blonde, grasse. A la suite de sa première couche, phlegmatia alba dolens du membre inférieur gauche; repos absolu; ouate.

L'urine est ramenée à son état normal par le mélange suivant :

Mercure,
Dulca amara,
Iode,

Médicaments prescrits à 12e.

Amélioration; mais la jambe et la cuisse droite se prennent à leur tour.

— Chaux,
+ Potasse,
+ Sulfate,
+ Phosph.,
— Chlorure.

Cettte fois la série précédente est légèrement modifiée :
Mercure,
Belladone,
Iode.

Dix jours après, une troisième analyse indique :

Mercure,
Sepia,
Belladone,
Pulsatille.

En somme, l'affection a eu une durée de six semaines environ, temps relativement très-court eu égard à la constitution molle, lymphatique du sujet et à la nature de l'affection toujours difficile et surtout longue à guérir.

### ÉLÉPHANTIASIS.

Obs. LIX. — L..., 18 ans. Il est assez difficile de savoir si l'affection date de la naissance de l'enfant, ou seulement se serait déclarée vers l'âge de 3 ans, comme le veulent les parents, à la suite d'une rougeole mal soignée. Quoi qu'il en soit, ce n'est qu'à cet âge que la maladie fut reconnue ; la jambe et la cuisse du côté gauche ont un volume énorme et sont recouverts, la jambe surtout, à la surface antérieure, de pellicules dures, noirâtres, s'exfoliant spontanément et présentant quelque analogie avec l'icthyose. Plusieurs fois dans l'année le membre est le siége d'une sorte d'exsudation des plus abondantes ; un liquide couleur gris sale coule sans intermittence un, deux ou trois jours, puis L... est soulagé et reprend ses occupations. Tous les trois mois un érysipèle se déclare envahissant tout le membre inférieur gauche, avec fièvre, inappétence.

L... a été soigné par beaucoup de médecins. Il a pris, au milieu d'autres médicaments, beaucoup d'iodure de potassium ; des bas élastiques ont été également essayés sans succès. L'examen de l'urine me donne :

| | |
|---|---|
| — Chaux, | Et comme médicaments réducteurs : |
| — Potasse, | |
| + Sulfate, | Natrum muriat. |
| + Phosphate, | Arsenic, |
| — Chlorure. | Bryone, |
| | Mercure. |

Plus tard les médicaments indiqués furent :

Causticum,
Natrum muriat.,
Iode,
Arsenic.

Ceux-ci déterminèrent une amélioration véritable. Le traitement ne fut pas toujours essentiellement homœopathique ; c'est ainsi que j'intercalai l'emploi de quelques eaux minérales, telles que la Bourboule (arsenica), l'eau de Corneto (Natrum muriat.)

Après une année de soins, l'amélioration est frappante ; le membre a considérablement diminué de volume ; l'érysipèle si fréquent jadis n'a reparu qu'une seule fois ; la marche est plus facile.

La dernière analyse de l'urine a fourni les données suivantes :

| | |
|---|---|
| + Chaux, | Et comme agents réducteurs : |
| — Potasse, | Arsenicum, |
| + Sulfate, | Graphite, |
| + Phosphate, | Sepia, |
| — Chlorure. | Natrum muriat. |

Densité moyenne.

M. L... n'est pas guéri ; il est probable qu'il ne guérira jamais complètement dans le sens absolu du mot ; l'uroscopie a cependant donné des armes là où la médecine avait échoué. Le résultat, tel qu'il est, est des plus remarquables, et l'amélioration, très-nette aujourd'hui, s'accentuera davantage par un traitement prolongé.

Obs. LX. *Fièvre intermittente paludéenne ; hypertrophie considérable de la rate.* —De B..., 6 ans, blonde, revient de Corse, où elle a contracté une fièvre intermittente paludéenne, rebelle à tout traitement. Le changement de climat a été ordonné ; l'enfant est en France depuis un mois environ, sans que son état se soit modifié.

1er avril 1875. Hypertrophie considérable de la rate, qui forme dans l'hypochondre gauche une tumeur dure et rénitente, à bords saillants et épais ; le ventre est ballonné, volumineux, tendu comme un tambour. L'enfant a pris beaucoup de sulfate de quinine, et chaque jour on lui administre une macération de quinquina ; mais en ce moment elle est plus souffrante que d'habitude ; elle paraît avoir une bronchite ; toux sèche et fréquente. A l'auscultation, rhonchus sous-crépitant et muqueux dans la hauteur des deux poumons ; pouls 140°. La petite malade étant bourrée de quinine, et la fièvre venant surtout le soir, je prescris une potion (kermès, 0,25 c. ; aconit, 0,10 ; teinture d'anémone, 6 gouttes).

Le 2. Aucun changement.

Le 4. Potion stibiée.

Le 5 et le 6. Pas de changement.

Le 7. Hepar et spongia 12e.

Le 9. Aucune modification ; même toux, même fièvre. Je reprends le sulfate de quinine, que je suis forcé d'abandonner. J'examine enfin l'urine qui se trouve, après tâtonnements, ramenée à l'état normal par :

Ignatia,
Natrum muriat.,
Veratrum,
Nux vomica.

Ces médicaments sont administrés à doses hahnemanniennes. Le lendemain, même amélioration très-nette ; le pouls n'est plus qu'à 102°. L'amélioration se soutient les jours suivants, mais sans augmenter beaucoup ; je prescris alors les mêmes médicaments sous forme de médecine ordinaire, remplaçant Natrum par de l'eau de Corneto (eau chlorurée sodique et plus tard par le sirop thalassique). Après un moi de ce traitement, l'amélioration est surprenante ; la rate grossie encore a diminué d'un tiers ; la fièvre a disparu ; j'ai dû donner plus tard cuprum contre une toux spasmodique ressemblant à celle de la coqueluche, et contre laquelle drosera, hepar, spongia, avaient été en vain administrés.

Cette petite malade est aujourd'hui pour ainsi dire guérie ; porteur encore cependant d'une rate et d'un ventre assez volumineux, mais il faudra certainement de longs mois en suivant le traitement précédent pour anéantir toute trace de l'affection primitive.

Obs. LXI. — B..., 27 ans, mère de l'enfant dont l'observation vient d'être rapportée. Cette jeune femme a eu en Corse des accès de fièvre intermittente dont le sulfate de quinine paraît avoir triomphé. Pendant les deux premiers mois de son séjour en France, sa santé a été bonne, mais depuis six semaines environ, elle s'est dérangée.

Cette dame est prise entre midi et une heure de coliques, d'autant plus fortes qu'elle a marché la veille plus longtemps, avec fièvre, vomissements.

L'opium, la belladone, la quinine, le bromure de potassium, le valérianate de quinine, n'ont absolument rien produit. J'assiste à l'un de ces accès ; il s'agit bien en effet d'une fièvre intermittente qui paraît revenir tous les deux jours. Froid intense, claquement de dents, puis réaction, avec chaleur, transpiration et soif.

L'urine dont je fais l'examen est ramenée à son état normal par :

Arsenicum,
Carbo veget.,
Veratrum,
Pulsatille.

Je prescris :

| | |
|---|---|
| Eau distillée, | 60 gr., |
| Hydrolat de ciguë, | 40 gr., |
| Arséniate de soude, | 0 gr. 03 c., |
| Teinture de veratrum, | 6 gouttes, |
| Sirop simple, | 40 gr. |

Et :

| | |
|---|---|
| Carbo vegetab., | 12e, VI glob. |
| Eau distillée, | 130 gr. |

A prendre par cuillerée toutes les deux heures, en alternant les bouteilles.

Les accès ont été immédiatement enrayés et la guérison très-rapide.

## SPLÉNITE CHRONIQUE.

Obs. LXII. — M. C..., 57 ans, pas d'enfants ; teint bistré.

Hypertrophie énorme de la rate, qui forme dans l'hypochondre gauche une tumeur dure, rénitente, peu douloureuse au toucher et donnant lieu à une foule de phénomènes d'une grande mobilité. Cette affection remonte à plusieurs années.

Rien à noter du côté des digestions qui sont bonnes, et des époques passées aujourd'hui. A de temps à autre de la diarrhée qu'il est *difficile d'arrêter*. Ventre tympanisé, hoquets, flatuosités ; phénomènes nerveux, autrefois convulsions, spasmes, écume à la bouche ; me dit avoir eu il y a deux ans une véritable congestion ;

depuis ce temps, des troubles cérébraux se présentent fréquemment.

C'est surtout une sensation de vague, de vide, de vertige, elle croit qu'elle va tomber.

Surexcitation d'activité cérébrale pendant laquelle la conversation, le mouvement, les spectacles, sont pour elle un besoin. *Insomnie* avec urines copieuses et fréquentes; état suivi d'une prostration considérable avec tristesse, nervosisme.

Dans ses crises, soulèvement spasmodique du ventre, quelquefois ténesme rectal.

Elle s'est adressée à toutes les célébrités, a vu ses souffrances aggravées par beaucoup de traitements intempestifs dont elle n'a retiré que deux médicaments, l'un le condurango donné par un allopathe, et l'autre le phosphore, par un homœopathe.

L'urine fournit comme indications:

+ Chaux,
+ Potasse,
+ Sulfates,
+ Phosphates,
— Chlorures,

Densité moyenne.

Les éléments spléniques se trouvent détruits par le mélange suivant:

Nux moschata,
Phosphore,
Condurango,
Capsicum.

Amélioration considérable.

Une seconde analyse nécessite l'intervention de :

Capsicum,
Phosphore,
Arnica.

Une troisième indique :

Ranunculus,
Coffea,
Arsenic,
Phosphore.

Une quatrième :

Asa fœtida,
Valeriana,
Coffea.

Une cinquième :

Coffea,
Arsenic,
Ignatia,
Phosphore.

Une sixième :

Ranunculus,
Phosphore,
Ignatia,
Condurango.

Mme C... a éprouvé de ce traitement un bien-être considérable. J'ai dû cependant, contre toutes les règles hahnemannienne, accumuler les médicaments dont les séries variaient constamment. J'ai rencontré peu d'urines dont les indications fussent aussi mobiles. Je ne sais pas si Mme C... guérira complètement, mais un traitement suffisamment prolongé permet d'entrevoir ce résultat.

VERTIGES, ÉTOURDISSEMENTS.

Obs. LXIII. — L..., 68 ans, tendance à l'obésité, autrefois eczéma des deux jambes ayant duré plusieurs années et qui ne céda qu'à l'emploi de l'hydrocotyle asiatique. Récemment, zona des plus douloureux de la partie gauche de la poitrine ; depuis quelques mois, vertiges, bourdonnements d'oreille incessants ; crainte d'une congestion cérébrale. Des purgatifs répétés n'ont amené aucun soulagement.

Examen de l'urine :

| | | |
|---|---|---|
| Chaux, | + | Les médicaments suivants la ramènent à l'état normal : |
| Potasse, | + | Causticum, |
| Sulfates, | + | Silicea, |
| Phosphates, | + | Pulsatille, + $SO^3$, HO. |
| Chlorures. | — | |

Amélioration rapide et guérison.

### COLIQUES HÉPATIQUES.

Obs. LXIV. — D..., brun, 42 ans ; souffre depuis longtemps de crises de coliques hépatiques ; de toutes les prescriptions qui lui ont été faites, l'eau de Carlsbad l'a seule soulagé. En fait de symptômes, rien à noter ; pas de constipation, de diarrhée. Il est difficile de porter son choix sur un médicament ; les crises reviennent plusieurs fois dans l'année, et sont horriblement douloureuses.

Je laisse de côté les liniments palliatifs, pommades morphinées, n'ayant qu'une action passagère, qui lui furent prescrits par d'autres et par moi-même.

L'examen de l'urine :

| | |
|---|---|
| + Chaux, | Les médicaments suivants la ramènent à l'état normal : |
| + Potasse, | Kali, |
| — Sulfates, | Mercure, |
| + Phosphates, | Magnesia, |
| + Chlorures, | Sepia. |
| Densité moindre. | |

L'eau de Carlsbad, dont l'efficacité a été constatée, remplacera l'élément Potasse et Magnésie.

Le traitement indiqué est celui-ci :

1^er^ jour. — Mercure 12^e^, un glob.,
2^e^ jour. — Un verre d'eau de Carlsbad.
3^e^ jour. — Sepia 12^e^, un glob.

Ce régime est continué plus tard, avec un, deux, trois jours d'intervalles entre chaque médicament.

Il a donné à M. D..., une rémission inespérée dans ses attaques. Huit mois se sont passés sans qu'il en ait souffert, ce qui, auparavant, ne lui était pas encore arrivé.

Depuis, les séries se sont modifiées.

C'est ainsi que j'ai dû prescrire :

Calcarea,
Aurum,
Bryone,
Arsenic.

Et après une nouvelle analyse :

| | |
|---|---|
| — Chaux, | Mercure, |
| — Potasse, | Arsenic, |
| + Sulfates, | Bryonia, |
| + Phosphates, | China. |
| — Chlorures. | |

Densité faible.
Le mieux continue.

Obs. LXV. *Engorgement hépatique.* — L..., hépatite, brune, 48 ans ; ne voit plus depuis un an ; foie volumineux ; crises hépatiques s'annonçant par une décoloration complète des selles ; langue saburrale ; douleur violente dans l'hypochondre droit : nausées; vomissements; ictère intermittent.

Antécédents. — Réglée à 11 ans.

Epoques toujours en avance et fortes.

Plus tard, pertes énormes dont la cause, d'abord méconnue, était due à un polype utérin qui fut extrait.

Ictère intermittent; prurigo.

Pneumonie.

Pleurésie.

Tendance à la diarrhée.

Explosion dans l'oreille gauche.

Sensation d'un lien douloureux entre l'œil et l'oreille du même côté.

Aime la graisse, les corps gras, la charcuterie.

Dégoût de la viande.

Les toniques, les excitants comme le poivre, lui ont toujours fait du mal

L'eau de Vichy, le quinquina, ont toujours aggravé son état.

L'eau de Vittel, une cure de Raisin l'ont soulagée.

Aggravation par les légumes, les haricots, les petits pois.

Le lait lui réussit et la constipe.

De prime abord, la proexistence d'un polype, des règles fortes et en avance suffisent pour indiquer comme nécessaire l'administration du calcarea. L'eau de Vittel prescrite empiriquement a soulagé, parce qu'elle est une eau calcique. Mercure correspond également à la tendance diarrhéique que présente Mme L., mais les symptômes ne me paraissent pas suffire pour trouver les autres médicaments. L'urine seule éclairera ma route.

Une première analyse me fournit les données suivantes :

+ Chaux,
— Potasse,
— Sulfates,
— Phosphates,
— Chlorures.

Les agents réducteurs se trouvent être :

Calcarea,
Mercure,
Pulsatille.

Densité plus grande.

Ces médicaments donnés à doses hahnemanniennes, arrêtent une crise commençante.

L'amélioration est immédiate.

Continuation du traitement.

Le mois suivant, malaise général, langue blanche, selles décolorées.

L'analyse donne :

+ Chaux,
— Potasse,
— Sulfates,
— Phosphates,
+ Chlorures.

Densité encore élevée, mais moins que précédemment.

Cette fois la série précédente ne réussit pas à ramener l'urine à l'état normal.

Plumbum,
Alumina,
Bryone,
Pulsatille, se trouvent indiqués.

Soulagement.

Une troisième analyse me force à prescrire d'autres médicaments.

| | |
|---|---|
| + Chaux. | Calcarea, |
| — Potasse, | Bryone, |
| + Sulfates, | Rhus, |
| + Phosphates, | Phosphore. |
| — Chlorures. | |

Densité normale.

M. L... se trouve beaucoup mieux. Depuis deux mois que le traitement a commencé son teint naturellement bistré s'est éclairci, elle prend un certain embonpoint.

Avril. Rechute. La malade étant éloignée de moi, a pris de l'eau Pullna, qui lui a fait du bien. L'urine, en effet, indique :

Calcarea,
Bryone,
Tartaricus,
Magnesia.

Une cinquième analyse me fait prescrire :

| | |
|---|---|
| — Chaux, | Calcarea c., |
| + Potasse, | Aurum muriat., |
| + Sulfates, | Bryonia, |
| + Phosphates, | Pulsatille. |
| — Chlorures, | |

Densité normale.

Depuis cinq mois qui dure le traitement, M$^{me}$ L... a subi une véritable transformation. La guérison complète sera certainement obtenue.

### DIARRHÉE CHRONIQUE.

Obs. LXVI. — M. G..., 45 ans, a eu une attaque de choléra en 1873.

Depuis ce temps, corps toujours dérangé. Il va habituellement 4, 5. 6 fois à la selle par jour, surtout dans la matinée. Hémorrhoïdes.

Coliques légères, flatuosité, etc.

Pas de soif habituelle.

Les dents de la mâchoire supérieure sont mauvaises.

Je donne d'abord veratrum, 100^e

M. G... éprouve une amélioration passagère, mais en présence de la persistance des mêmes symptômes, j'examine son urine.

L'analyse fournit :

| | |
|---|---|
| — Chaux, | Après quelques recherches l'urine est ramenée à son état normal, par : |
| + Potasse, | Mercure, |
| — Sulfates, | Douce amère, |
| — Phosphates, | Pulsatilla. |
| — Chlorures. | |

Je donne successivement ces médicaments tantôt à la 30^e, tantôt à des dilutions plus basses ou plus élevées.

L'amélioration chez M. G... a été instantanée et la guérison complète très-rapide.

FIÈVRE GASTRIQUE.

Obs. LXVII. — M^me D..., 85 ans.

18 octobre. Fièvre ; pouls, 120 ; langue blanche, chargée. Se sent malade depuis quelques jours à la suite d'une indigestion. Limonade purgative.

Le 19. Pas de changement ; ventre légèrement tendu. — Potion avec alcoolature d'aconit, 1 gr. ; teinture de bryone, 2 gouttes.

Le 20. Le pouls varie entre 120 et 125°. La langue est sèche, râpeuse, le malade a soif. — Aconitum, 6^e ; bryonia, 12^e.

Le 21. Langue toujours sèche ; l'état me paraît grave. L'urine que j'ai fait garder contient une quantité considérable d'albumine.

Une analyse rapide me fournit :

— Chaux,
+ Potasse,
+ Sulfates,
+ Phosphates,
— Chlorures,

Densité moindre.

Les médicaments réducteurs sont les suivants :

Calcarea carb.,
China,
Bryone,
Mercure.

Je donne ces médicaments à la 30ᵉ dilution. Le jour même, l'amélioration est manifeste ; la langue plus humide, le pouls moins élevé (100). La guérison marche dès lors avec une rapidité étonnante. En quelques jours tout danger disparaît.

### GASTRITE CHRONIQUE.

Obs. LXVIII. — L..., 56 ans ; a fait des excès de boisson ; brun, irritable, a eu le choléra il y a quelques années. Depuis cette époque, il vomit plusieurs fois par semaine ses aliments. Crampes dans les jambes ; diarrhées fréquentes et alternatives de constipation et de diarrhée. Tous les traitements antérieurs ont échoué.

Urine,
+ Chaux,
+ Potasse,
— Sulfates,
— Phosphates,
+ Chlorures.

L'urine est ramenée à l'état normal par le mélange suivant :

Arsenicum,
Nux,
Iguatia,
Antimonium.

Ces médicaments donnés à des dilutions variables 12ᵉ, 30ᵉ, ont produit une amélioration remarquable. Plus de diarrhée ni de vomissements.

### CANCER DE L'ESTOMAC.

Obs. LXIX. — H..., 43 ans. Facies caractéristique ; ce malade est dans le dernier état de marasme. Au moment où on m'appelle, il vomit 15 et 17 fois par jour. OEdème des jambes. On sent au creux épigastrique une tumeur dure assez volumineuse.

La glace, l'eau de Seltz, le chloral, la morphine, sont sans action.

En présence d'un état aussi grave, je ne puis que retarder la mort.

J'ordonne : Ipéca, 12$^{e}$.

Le malade a cessé brusquement de vomir. Il se reprend à espérer.

L'examen de l'urine fait voir une foule de détritus cancéreux, un mucus noirâtre, que détruisent les médicaments suivants :

| | |
|---|---|
| + Chaux, | Arsenicum, |
| + Potasse, | Ipéca, |
| — Sulfates, | Nux vomica, |
| — Phosphates, | Conium mac. |
| + Chlorures. | |

Ceux-ci soulagèrent d'abord, puis les vomissements revinrent plusieurs fois par jour. H... s'est éteint après un mois de traitement.

### ENTÉRITE CHRONIQUE.

OBS. LXX. — L..., 50 ans ; nature impressionnable, nerveuse, autrefois syphilis. Depuis plusieurs années, sialorrhée et diarrhée qui épuisent ce malade.

Ces deux phénomènes semblent liés à une cause unique. Quand la diarrhée cesse, L... est pris d'une salivation extrêmement abondante accompagnée de spasmes de la gorge qui l'incommodent beaucoup. L'appétit et les forces se perdent.

L'urine est à peine acide.

Elle renferme :

| | | |
|---|---|---|
| Chaux, | + | Les médicaments indiqués sont : |
| Potasse, | — | Arsenic, |
| Phosphates, | — | Phosphore, |
| Sulfates, | + | Rhus, |
| Chlorures. | + | Pulsatille. |

Ces médicaments ont été administrés à des dilutions variables : 12$^{e}$, 30$^{e}$, 100$^{e}$, 200$^{e}$, mais l'amélioration cherchée depuis si longtemps a été *instantanée* et persistante.

Quelques mois plus tard cependant, légère rechute nécessitant une nouvelle analyse.

| | |
|---|---|
| — Chaux, | Les médicaments indiqués sont cette fois : |
| — Potasse, | Mercure, |
| + Phosphore, | Phosphore, |
| + Sulfates, | Arsenic, |
| + Chlorures. | Vératrum. |

Amélioration et guérison.

### DIARRHÉE CHRONIQUE.

OBS. LXXI. — H..., 40 ans, brun ; a eu plusieurs fois des attaques de rhumatisme aigu. Il a rendu longtemps des anneaux de tænia dont le kousso l'a définitivement guéri. Il est depuis trois ans atteint d'une diarrhée, qu'aucun traitement n'a pu amender.

Il va en moyenne à la selle 5, 6, 7, 8 fois par jour, et surtout le matin. Aussi sa faiblesse est-elle très-grande.

Coliques au niveau du nombril. Hémorrhoïdes légères. Sensation de serrement de la poitrine; retient assez difficilement ses urines. Les médicaments destructeurs de la matière causale sont :

Mercure,
Stramonium,
Cina,
Spigelia.

Dès les premiers jours qui suivent l'administration de ces médicaments à doses infinitésimales, l'amélioration se dessine ; au bout de trois semaines de traitement une seule selle par jour. Guérison des plus rapides.

KYSTE DE L'OVAIRE.

Obs. LXXII. — L..., 24 ans ; kyste de l'ovaire datant depuis six ans, jambes enflées, alternative de diarrhée et constipation.

+ Chaux,
+ Potasse,
— Sulfates,
+ Phosphates,
+ Chlorures,
Densité moyenne.

Un grand nombre de médicaments sont essayés :
Mercure,
Cannabis,
Bichromate de potasse, la ramènent à l'état normal.

Ceux-ci sont administrés à la 30e dilution. Les jambes diminuent, mais après trois semaines de traitement, la jeune fille, effrayée de la perspective d'un long traitement, déclare ne vouloir plus rien tenter. Le kyste était d'ailleurs trop volumineux pour éviter une intervention chirurgicale.

ASCITE.

Obs. LXXIV. — M..., 48 ans ; a cessé de voir il y a trois ans ; bonne santé habituelle qui depuis quelques mois s'est dérangée.

Peau. — Sèche ; transpirations abondantes l'été.

Langue. — Sèche ; pâteuse ; mauvais goût dans la bouche ; inappétence ; dégoût du vin ; pas de soif ; les farineux lui font mal.

Vue. — Plus faible.

Oreilles. — Bourdonnements d'oreille la nuit.

Tête. — Bouffées de chaleur.

Intestins. — Constipation habituelle; hémorrhoïdes.

Urines. — Diminuées; elles contenaient, il y a quelques mois, du sable rouge; pâles aujourd'hui.

Ventre. — Volumineux depuis quelque temps surtout, lui paraît très-chaud; sensation de lourdeur à gauche; elle se sent serrée; au cou, sensation semblable; élancements dans les reins.

Extrémités. — Fourmillements dans les doigts, la nuit surtout; se fatigue *facilement*.

Moral. — Elle est inquiète, agitée, irritable; se sent gravement malade et sait bien, dit-elle, qu'elle ne *guérira pas*.

La nuit, insomnie.

1er septembre 1873. L'état de la langue me fait lui donner un purgatif (huile de ricin, 30 gr.).

Le 8. Etat sensiblement le même; ventre volumineux, large, pesant: matité dans les deux fosses iliaques, mais surtout à gauche; à droite, tympanisation Je perçois très-nettement la sensation du flot, et appuyant l'oreille sur l'abdomen et frappant légèrement la fosse iliaque droite, je perçois le flot et du gargouillement.

Rien du côté de la matrice, du cœur: le foie est légèrement hypertrophié.

Diagnostic. — *Ascite*.

Ne sachant quelle médication donner et considérant seulement la langue, je prescris :

| | |
|---|---|
| Bryonia. | 30e VI glob. |
| Eau. | 125 gr. |

Une cuillerée le matin.

Le 16. L'urine que j'ai demandée est plutôt pâle. Une analyse rapide me donne :

+ Chaux,
+ Potasse,
+ Sulfates,
— Phosphates,
— Chlorure.

Après un grand nombre de tâtonnements, l'urine est ramenée à son état normal par le mélange suivant :

China,
Sepia,
Chlorure de sodium.
+ $So^3$.

Je prescris les médicaments à la 30°, une cuillerée de chaque bouteille par jour.

Le 26. La malade se sent beaucoup mieux ; elle se dit plus libre, plus dégagée.

Même prescription, mais moins forte (je donne la 100°).

10 octobre. Amélioration progressive ; les selles plus régulières ; sommeil meilleur ; le ventre est plus souple.

J'abrége. Quelques mois plus tard, l'état devient stationnaire.

1er janvier 1873. L'analyse de l'urine me donne :

+ Chaux,
+ Potasse,
— Sulfates.
— Phosphates,
— Chlorures.

Le microscope et l'analyse chimique ne ramènent plus l'urine à l'état normal par le mélange précédent. Après plusieurs essais :

Arsenic,
Sepia,
Mercure,

sont indiqués et administrés à la 30e.

Je remarque que la première série semble être remplacée, jusqu'à un certain point, par des médicaments antidotaires : arsenic, antid. du quinquina ; mercure, de natrum.

En même temps, badigeonnages sur l'abdomen avec teinture d'iode étendue.

2 février. Le mieux a toujours continué, mais la constipation est revenue. Etat gastrique : sensation de brisure musculaire. Je prescris, bryonia, 12e.

Avril 1873. M. M... dit que son ventre gonfle de nouveau.

L'examen de l'urine fournit les indications suivantes:

| | |
|---|---|
| + Chaux, | Les médicaments désignés cette fois se trouvent être : |
| — Potasse, | Arsenicum, |
| — Sulfates, | China, |
| + Phosphates, | Sepia, |
| — Chlorures. | Natrum muriaticum. |

Ceux-ci ont été donnés à des dilutions variées et interrompus de temps à autre.

Janvier 1874. Aujourd'hui, le ventre de Mme B... a sensiblement diminué : le flot ne se perçoit plus ; la santé générale est très-satisfaisante ; je n'ose déclarer la guérison complète, mais je la crois aux trois quarts accomplie.

### SCROFULE.

Obs. LXXIV. — Ch..., 8 ans ; enfant bossu, scrofuleux ; gardant le lit depuis trois ans ; fistule à la partie externe et supérieure de la cuisse droite d'où suinte, en quantité variable, une sérosité purulente ; ventre énorme. Les parents me disent qu'il a été soigné pour le carreau ; je lui donne tout d'abord calcarea et sulfur.

J'examinai plus tard son urine qui me donna :

| | |
|---|---|
| — Chaux, | Calcarea, |
| — Potasse, | Iode, |
| + Sulfates, | Lycopode, ramenèrent |
| + Phosphates, | celles-ci à son état |
| + Chlorures. | normal et furent prescrits. |

Plus tard, j'employai contre une hépatite qui faillit enlever l'enfant, merc. solubilis, camomille, arsenic, et à la fin du traitement, silicea.

Je ferai remarquer, et je l'ai observé souvent, l'affinité très-grande qui semble exister entre le calcaire, l'iode, le mercure, l'alumine et la silice.

A mesure que ces observations se multiplieront, on connaîtra beaucoup mieux les liens de parenté, de famille des médicaments entre eux.

L'enfant aujourd'hui va beaucoup mieux, mais combien faudra-t-il d'années pour asseoir définitivement une constitution si chétive ? Je l'ignore.

### HYPERTROPHIE DU CŒUR.

Obs. LXXV. — W..., 60 ans. Hypertrophie du cœur; bruit de souffle râpeux au premier temps à la base ; douleurs rhumatismales ; palpitations violentes ; oppression par une marche un peu précipitée ; flatuosités.

L'urine indique :

| | |
|---|---|
| + Chaux, | Les médicaments suivants : |
| — Potasse, | Iode, |
| + Sulfates, | Sepia, |
| — Phosphates, | Calcarea. |
| — Chlorures. | la ramènent à son état normal. |

Densité moyenne. Amélioration marquée.

Rechute deux mois plus tard :

Urine :

| | |
|---|---|
| + Chaux, | Les médicaments réducteurs de l'urine se trouvent être : |
| + Potasse, | |
| — Sulfates, | |
| — Phosphates. | Calcarea, |
| + Chlorures. | Arsenic, |
| Densité plus grande. | Aurum muriat. |
| | Sepia. |
| | Soulagement considérable. |

M. W... reprend ses occupations habituelles.

RHUMATISME ARTICULAIRE AIGU. ENDOCARDITE.

Obs. LXXVI. — 21 décembre 1874. Mme M.., 36 ans, blonde, sans enfants; santé habituellement bonne ; a fait dernièrement, au moment de ses règles, un grand savonnage pour lequel elle a dû mettre ses mains dans l'eau froide. Les époques se sont brusquement arrêtées ; toutes les articulations des membres sont prises ; le moindre mouvement impossible ; pouls 150 ; langue blanche ; inappétence. Je ferai grâce au lecteur de tous les détails si connus d'un rhumatisme articulaire aigu. J'employai de préférence la médecine ordinaire, me laissant cependant toujours guider pour le choix des médicaments, par les symptômes homœopathiques. C'est ainsi que je prescrivis l'aconit, la bryone, le rhus, la douce-amère, la digitale, la digitaline, le sulfate de quinine, le nitrate de potasse, la teinture de colchique, la pulsatille, la teinture de veratrum. Vésicatoire dans la région du cœur.

Vers le 5 février, c'est à-dire sept semaines après le début de sa maladie, Mme M..., qui a présenté, dans le cours de celle-ci, des alternatives d'amélioration passagère et de rechutes, se trouve dans un état alarmant. Le pouls est petit, précipité, marquant plus de 150°. Les battements du cœur sont irréguliers, tumultueux, désordonnés ; l'oreille ne perçoit qu'une sorte de claquement continuel, pénible à entendre. En même temps, l'oppression est considérable ; les ailes du nez soulevées à chaque mouvement respiratoire ; point de côté à gauche, et à l'auscultation, souffle bronchique marqué surtout au sommet gauche ; crachats rouillés ; bronchophonie ; tussiculation ; çà et là, râles sous-crépitants. J'ai donc affaire aux complications du rhumatisme : endocardite et pneumonie passive consécutive à celle-ci. Je songe un moment à donner sulfur à l'intérieur.

Le soufre, à une dilution élevée (100° ou 200°) quand il y a souffle, me réussit généralement ; mais auparavant, l'urine que je n'ai pas jusque-là consultée, et je le regrette, me donnera peut-être une indication utile. Celle-ci fournit à mon analyse les données suivantes :

— Chaux,
— Potasse,
+ Sulfates,
— Phosphates,
+ Chlorures,

Densité plus grande.

Et les médicaments qui la ramènent à son état normal sont les suivants :

Iodium,
Kali carb.
Cannabis indic.

Je prescris immédiatement ceux-ci à doses infinitésimales. Le jour même, l'amélioration commence ; le lendemain, le bruit de souffle du sommet gauche a beaucoup diminué ; crachats moins rouillés. Mme M... passe en quelques jours et avec une rapidité surprenante, d'un état des plus graves à une véritable convalescence qui, d'ailleurs, ne s'est pas démentie.

## AORTITE CHRONIQUE.

Obs. LXXVII. — R..., 68 ans; santé assez bonne, si ce n'est une certaine lenteur dans les digestions et beaucoup de flatuosités ; il a éprouvé quelque soulagement de l'eau de Condillac, qu'il prend souvent aux repas. Depuis quelques années il se plaint d'oppression, de battements de cœur, surtout après avoir mangé. Quelques notabilités médicales auxquelles il s'est adressé ont affirmé qu'il n'y avait là aucune affection cardiaque. Ces palpitations le prennent par crises que rappellent les moindres contrariétés ; le cœur pendant ce temps bat avec la plus grande violence ; pulsations irrégulières, tumultueuses, désordonnées, donnant à l'oreille un claquement métallique, pénible à entendre. Impossible de percevoir aucun bruit de souffle et de distinguer les différents temps du cœur. Peu à peu celui-ci se calme et l'auscultation la plus minutieuse ne permet d'entendre aucun bruit anormal. M. R... s'affecte et craint de mourir subitement. La percussion montre que le cœur est assez volumineux. Or, quel nom donner à cette affection ?

Nous la rangerons pour notre part au nombre de celles que notre confrère le Dr Jousset a récemment si bien décrites sous le nom d'aortites chroniques.

Quoi qu'il en soit les médicaments indiqués par l'urine ont été les suivants :

Calcarea carb.,
Aurum muriat.,
Iodium,
Pulsatilla.

Ceux-ci à la 30ᵉ ont aggravé l'état du malade qui en a éprouvé un soulagement marqué à la 200ᵉ

J'ai continué, par intervalles, l'usage de l'eau de Condillac qui, dans la série précédente, représente l'élément calcique, le calcarea carbonica.

Dans le cas actuel, nous ne pouvons prétendre qu'à une amélioration relative aussi soutenue que possible.

### HYPERTROPHIE CARDIAQUE.

Obs. LXXVIII. — D...., 22 ans, blond ; père goutteux ; hypertrophie cardiaque considérable ; bruit de souffle râpeux au premier temps et à la base ; attaques de rhumatisme articulaire aigu ; tristesse, indifférence.

L'urine indique :

Chaux, +
Potasse, +
Sulfates, —
Phosphates, +
Chlorures, —

et comme médicaments :

Kali,
Aurum muriat.,
Pulsatille,
Cactus grandif.

Amélioration notable.

### CANCER UTÉRIN.

Obs. LXXIX. — C..., 61 ans, cancer utérin. Facies caractéristique. Teinte jaune-paille. Douleurs lancinantes dans l'hypogastre. Le col est entr'ouvert, recouvert de végétations cancéreuses, semblables aux choux-fleurs et donnant lieu à des pertes continuelles. Écoulement d'une sanie séro-sanguinolente.

Les médicaments indiqués par l'urine sont :

Conium,
Silicea,
Carbo animalis,
Thuya.

Cautérisation avec le nitrate acide d'hydrargyre. Injections de ciguë. Les médicaments précités ont amené un changement remarquable.

Guériront-ils ? je n'ose l'affirmer. Mais les pertes ont presque disparu. Les forces reviennent. Les douleurs sont plus rares et l'amélioration générale incontestable.

### DIPHTHÉRITE.

Obs. LXXX. — L..., 11 ans ; angine diphthéritique déclarée mortelle par le confrère auquel je succède. Aphonie. Pouls petit, 130. Respiration entrecoupée, sifflante, bruit de drapeau. Le chlorate de potasse a été employé sans apparence de succès. Ne sachant quel médicament prescrire, j'arrache le plus grand nombre de lambeaux de fausses membranes qu'il m'est possible de faire, je les écrase et les dilue dans un peu d'eau distillée.

J'essaye un grand nombre de médicaments quand le mélange suivant les détruit :

Mercure,
Bromure de potassium,
Spongia,
Acide phosphorique,
$+ SO^3$.

Les quatre premiers agents sont donnés à l'intérieur et topiquement.

Le soir même j'enlève beaucoup plus facilement d'autres lambeaux. Le pouls n'est plus qu'à 110°. Bref, en insistant sur les médicaments que je donnai successivement à de basses puis à de hautes dilutions, l'affection guérit avec une grande rapidité, laissant d'abord après elle une paralysie du pharynx qui disparut d'ailleurs spontanément.

### PERTES UTÉRINES.

Obs. LXXX. — G..., 16 ans, blonde; pertes utérines, hémorrhagie. Les règles sont à peine séparées par un intervalle de dix jours. Cette jeune fille, pâle, anémique, a été soumise à divers traitements sans obtenir aucun soulagement. Inutile de dire que le fer et le quinquina lui ont été administrés à profusion depuis dix-huit mois.

L'examen de son urine indique :

| | |
|---|---|
| + Chaux, | Platina, |
| — Potasse, | Nux vomica, |
| — Sulfates, | China, |
| + Phosphates, | la ramènent à l'état normal. |
| + Chlorures. | et déterminent une amélioration bien nette. |

Plus tard, une nouvelle analyse fournit les données suivantes :

| | |
|---|---|
| + Chaux, | Calcarea carb., |
| + Potasse, | Platina, |
| + Sulfates, | China, |
| — Phosphates, | Ferrum, ramenaient |
| — Chlorures. | cette fois l'urine à l'état normal. |

Administrés à l'intérieur, ils ont en quelques mois amené la guérison. Cette jeune fille était malade depuis deux ans et n'avait pas cessé d'être en traitement sans en retirer d'ailleurs aucun avantage.

## POLYPES UTÉRINS.

Obs. LXXXI. — M^me^ P..., 48 ans ; a présenté toute sa vie des règles trop abondantes et trop longues, mais depuis quinze ans celles-ci sont devenues de véritables hémorrhagies. On s'aperçut enfin, il y a huit ans, que des polypes utérins étaient la cause de ces désordres menstruels. Ces polypes ont été opérés deux fois, et l'hémorrhagie consécutive a failli chaque fois emporter la malade.

Cette dame est profondément anémique, le teint d'une blancheur de cire, les muqueuses décolorées, palpitations cardiaques, bruit de souffle, inappétence, faiblesse extrême.

Pendant de longues années, elle a été soumise au régime des ferrugineux, du quinquina, de l'ergot. Or, le fer a constamment augmenté ou déterminé des pertes, il augmentait également la constipation naturelle de cette dame. On ajoutait, il est vrai, au fer, de la rhubarbe ou tout autre purgatif. Un purgatif même léger, amenant après lui, par un phénomène réactionnel, un peu de constipation, c'était un cercle vicieux dont on ne pouvait sortir. Touchante unanimité qui dicte la même ordonnance inutile ou dangereuse au professeur de Faculté et au modeste praticien de village ! Cependant si les médecins consultants eussent connu, sinon pratiqué l'homœopathie, ils auraient à coup sûr donné le carbonate de chaux et la noix vomique, même sous forme allopathique, et la malade eût vu son état s'amender.

Je prescris tout d'abord : Calcarea (30^e^) ; sulfur (30^e^).

Les pertes diminuent rapidement, les forces reviennent. J'insiste encore sur les mêmes médicaments. Nux est ensuite administré. L'amélioration s'accentue toujours. Cependant le toucher indiquait l'existence de plusieurs ou tout au moins d'un polype. Celui-ci, en effet, gros comme une petite noix, écartait les deux lèvres du col. Après dix mois de traitement, les pertes, considérablement diminuées, semblaient vouloir revenir. J'opérai donc le polype, et cette fois l'hémorrhagie consécutive fut très-faible. Depuis cette époque, calcarea, sulfur, nux vomica, belladone, platina, china, sepia, bryonia, digitale, ont été tour à tour administrés suivant les indications.

M^me P... cependant, tout en allant incomparablement mieux, présente encore de temps à autre des pertes qui l'affaiblissent.

C'est alors que, fatigué de donner des médicaments sur le choix desquels je ne suis pas absolument fixé, j'examine l'urine.

Celle-ci donne :

+ Chaux,
— Potasse,
+ Sulfates,
— Phosphates,
+ Chlorures.

Après quelques tâtonnements, la jusquiame, la chaux et le safran la ramènent à son état normal.

Calcarea carb., crocus, hyoscyamus, sont donc pour M^me P... quelques-uns de ses médicaments de fonds. Un mieux sensible a suivi leur administration. La malade n'est pas guérie, car il existe d'autres polypes, mais elle vit et travaille. Son état, qui chaque année allait s'aggravant, a été brusquement modifié et amélioré dès qu'un traitement rationnel a été entrepris.

MÉTRORRHAGIE.

Obs. LXXXII. — Sch..., deux enfants. Santé assez bonne habituellement, a eu ses époques régulières peu de temps auparavant. Celles-ci sont ordinairement assez fortes et plutôt en avance. Je donne calcarea carb., 12$^{c}$, qui ne produit rien, puis de l'ergotine, 1 gr. et 1 gr. 50 par jour, sans succès. Tamponnement avec de l'amadou. Sabina, crocus, nux vomica ne diminuent nullement la perte jusqu'au jour où je fais l'examen de l'urine :

+ Chaux,
+ Potasse,
— Sulfates,
— Phosphates,
— Chlorures,
Densité normale.

Dans ces derniers temps M. S... accuse des *frissons*, mais la métrorrhagie dure depuis trois semaines et ceux-ci peuvent n'être que symptomatiques de l'anémie forcée qui en est la conséquence.

Après plusieurs tâtonnements :

Graphites,
Phosphore,
China,
Mercure, ramènent l'urine à l'état normal. J'avais hésité à employer le fer. Je l'administrai à doses massives avec addita d'injections au perchlorure. La guérison marcha dès lors avec la plus grande rapidité.

PROSTATORRHÉE.

Obs. LXXXIII. — M..., 32 ans, blond, est atteint depuis l'âge d'homme de pertes séminales. Le moindre rêve suffit pour provoquer l'éjaculation.

Prostatorrhée en urinant. Maux de gorge et coryzas

fréquents; sueurs abondantes à la moindre fatigue. Les pertes qui lui enlèvent toutes ses forces se montrent plusieurs fois par semaine. Traitements antérieurs sans efficacité.

Urine :

| | | |
|---|---|---|
| Chaux, | + | Les médicaments réducteurs désignés sont : |
| Potasse, | — | Causticum, |
| Sulfates, | + | Hepar, |
| Phosphates, | + | Pulsatilla. |
| Chlorures, | + | |
| Densité plus faible. | | |

Ceux-ci sont prescrits à la 30<sup>e</sup> et l'amélioration immédiate. Huit jours se sont passés sans perte, ce que M... ne se rappelle pas lui être arrivé depuis de longues années.

Une seconde analyse indique une nouvelle série médicamentaire :

| | |
|---|---|
| + Urée, | Mercure, |
| + Chaux, | Aurum muriat., |
| — Potasse, | Pulsatille, |
| — Sulfates, | Phosphore. |
| + Phosphates, | |
| + Chlorures, | |
| Densité moyenne. | |

M... est, en effet, un peu abattu. Il tousse, transpire; se plaint de la gorge.

L'amélioration continue son cours. J'ai dû cependant donner les médicaments à la 100<sup>e</sup>, une aggravation homœopathique s'étant produite à la 30<sup>e</sup>.

Une troisième analyse change encore le résultat précédent :

| | |
|---|---|
| + Chaux, | Hepar, |
| — Potasse, | Causticum, |
| — Sulfates, | Iode, |
| + Phosphates, | Pusalille, |
| + Chlorures, | doivent être prescrits. |
| Densité plus élevée. | |

Une dernière analyse indique une nouvelle série :

| | |
|---|---|
| + Chaux, | Graphites, |
| — Potasse, | China, |
| + Sulfates, | Hepar, |
| + Phosphates, | Phosphore, |
| + Chlorures, | |
| Densité moyenne. | |

M. M... est aujourd'hui en voie de guérison complète. Les pertes ne viennent plus que rarement (1 fois toutes les trois semaines), sans laisser après elles le sentiment de fatigue éprouvé autrefois.

En somme, une affection chronique datant d'une douzaine d'années, ayant résisté aux médicaments usuels (bromure de potassium, fer, quinquina), s'est trouvée amendée de suite par le traitement rationnel que nous avons fait subir et est presque guérie après quatre mois de soins.

### HYPERTROPHIE CARDIAQUE.

Obs. LXXXIV.—D..., 32 ans; hypertrophie cardiaque. Attaques violentes de rhumatisme articulaire aigu. Cystite aiguë vers l'âge de 15 ans, ayant sans doute laissé quelques traces dans la région prostatique, car, depuis cette époque, pertes de liquide prostatique fréquentes en allant à la selle. Pertes séminales ordinaires plusieurs fois par semaine.

Cet état dure depuis environ quinze ans. Coryzas fréquents. Dégoût des corps gras, appétence pour les choses sucrées. Boulimie. Flatuosités. Chloro-anémie profonde. Palpitations cardiaques. Les pertes séminales sont pour lui un supplice. Il s'adresse à l'homœopathie sans grande confiance, c'est un dernier essai.

L'examen de son urine indique après quelques tâtonnements :

Causticum,
Sepia,
Sabadilla,
Dulca amara.

Cette série médicamenteuse reste constamment la même pendant une année, pour faire place ensuite à la série suivante :

Causticum,
Sepia,
Iode,
Graphites,

et plus tard à :

Causticum,
Sepia,
Iodure de fer,
China.

En outre de ces médicaments sériaires, M. D... s'est toujours trouvé soulagé d'une douleur au-dessus de l'œil gauche, revenant assez souvent, par *aurum muriat.*, de phosphènes fréquents (congestion rétinienne) par arnica en olfaction et d'une douleur au cœur par *spigélie.*

Grâce à nous, M. D... se trouve en possession de médicaments qui conviennent mathématiquement à son individualité.

Après deux ans de traitement ce malade est guéri. Plus de coryzas, de douleurs rhumatismales; plus de

PERTES. Il bénit l'homœopathie et plaint ceux qui la condamnent sans la connaître.

VAGINITE.

OBS. LXXXV. — R..., brune, 26 ans. Vaginite, dure depuis plusieurs mois. Injections d'alun, de feuilles de noyers. Pas d'amélioration.

Urine :

| | |
|---|---|
| + Chaux, | Mercure, |
| + Potasse, | Sepia, |
| — Sulfates, | Conium, |
| — Phosphates, | Belladone, |
| + Chlorures, | ramènent l'urine à son état |
| Densité plus grande. | normal et, administrés à doses infinitésimales, produisent rapidement la guérison. |

ORCHITE ET ÉPIDIDYMITE.

OBS. LXXXVI.— R..., 25 ans. Orchite et épididymite suite de goutte militaire ; l'orchite date de six mois ; nous trouvons l'épididyme du côté gauche transformé en un gros noyau induré ; en même temps, persistance par le canal d'un écoulement blanc jaunâtre ; sensation d'une corde dure s'étendant du testicule à l'aine. Ce malade a pris les médications en honneur ; copahu, cubèbe, injections sulfate de zinc. Nous lui prescrivons tout d'abord les pilules suivantes, qui nous ont quelquefois réussi :

| | |
|---|---|
| Citrate de fer. | 1 gr. |
| Calomel. | 0,10 c. |
| Copahu. | 1 gr. |
| Poudre de racine de colombo. | 1 gr. |
| Extrait de belladone. | 0,10 c. |

24 pil., 4 par jour.

Huit jours après, aucun changement. Pour éviter tout tâtonnement, je le prie de m'envoyer, après quelques jours de repos de toute médication, un flacon de son urine.

Celle-ci me donne :

Chaux, +
Potasse, —
Sulfates, —
Phosph., —
Chlorures, +
Densité normale.

Nous parvenons à la ramener à son état normal par le mélange suivant :

Mercure,
Cannabis,
Thuya,

Ces médicaments ont été administrés à des dilutions variables depuis la 12ᵉ jusqu'à la 200ᵉ. L'amélioration a été instantanée, et la guérison obtenue en un mois.

Depuis, une rechute s'est produite ; les mêmes médicaments ont été indiqués, mais ils ont dû être prescrits avec insistance.

### GOUTTE MILITAIRE.

Obs. LXXXVII. — M. Z..., brun, 25 ans. Goutte militaire durant depuis une année, suite de blennorrhagie ; a eu en même temps une orchite légère ; il lui reste une induration douloureuse du testicule droit ; douleur testiculaire se propageant dans les reins, la partie antérieure et externe de la cuisse droite ; vive surtout dans le pli de l'aine. Ce jeune homme a pris de nombreuses injections de sulfate de zinc à l'intérieur, du copahu, du cubèbe, une foule de sirops dépuratifs.

Je lui donne tout d'abord :

Sulfur 100ᵉ et aurum muriat. 100ᵉ, alternés.

Huit jours après, pas de changements.

L'urine que j'ai demandée contient :

+ Chaux,
+ Potasse,
+ Sulfates,
— Phosphates,
— Chlorures.

Elle est ramenée à son état par les médicaments suivants :

Calcarea,
Sepia,
Thuya,
Acide azotique.

Ces médicaments sont prescrits à l'intérieur ; ils procurent immédiatement du soulagement, et la guérison complète obtenue en un peu moins d'un mois.

## VARICOCÈLE.

Obs. LXXXVIII. — D..., 52 ans. Vers l'âge de 18 ans, il courait rapidement, quand il ressentit tout à coup une douleur très-vive dans la hanche gauche ; le lendemain, gonflement considérable du testicule gauche ; plus tard, blennorrhagie et crêtes de coq. Il y a trois mois, après une marche rapide en portant un fardeau pesant, il éprouve dans l'aine droite une douleur très-vive, à la suite de laquelle le testicule de ce côté gonfla comme dans sa jeunesse, dit-il.

Tendance à la constipation.

Il nous présente un varicocèle double, mais surtout prononcé à droite, où ses proportions sont vraiment énormes.

Engourdissement de la cuisse et du pied correspondant.

En arrière, sensation de tension du jarret.

Depuis quelques années, écoulement d'eau du cerveau.

| | |
|---|---|
| — Chaux, | Les médicaments réducteurs de l'urine sont : |
| — Potasse, | Graphites, |
| + Sulfates, | Natrum, |
| + Phosphates, | Spongia, |
| + Chlorures. | Lycopode. |

Amélioration rapide.

### OTORRHÉE.

Obs. LXXXIX. — B... Otorrhée ; écoulement séro-purulent de l'oreille gauche ; bonne santé habituelle.

L'absence de symptômes me laisserait indécis sur le choix des médicaments ; l'examen de l'urine y supplée :

| | |
|---|---|
| + Chaux, | Silicea, |
| — Potasse, | Pulsatille, |
| + Sulfates, | Chamomille, |
| — Phosphates, | la ramènent à l'état normal. |
| + Chlorures. | |

Amélioration très-rapide.

### KÉRATO-CONJONCTIVITE, STAPHYLOME DE LA CORNÉE.

Obs. XC. — D..., 14 ans, blond. Ce jeune garçon est malade depuis trois semaines ; on lui a mis sur l'œil gauche différentes pommades qui n'ont amené aucune amélioration. Je constate une kérato-conjonctivite aiguë, avec ulcération profonde de la cornée. Je prescris un collyre atropiné. Huit jours après, l'état s'est encore aggravé et je constate un commencement de staphylôme.

| | |
|---|---|
| Sulfate neutre d'atropine. | 0,05 c. |
| Eau distillée. | 10 gr. |

Pendant deux mois, chaque jour, j'emploie la belladone. La procidence de l'iris à travers la cornée est aujourd'hui considérable. Il s'étale à la surface du globe oculaire en formant une véritable tumeur aplatie. Je fais enfin l'examen de l'urine ; celle-ci indique :

+ Chaux,
— Potasse,
+ Sulfates,
+ Phosphates,
+ Chlorures,

Et je ne puis la ramener à son état normal que par le le mélange médicamenteux suivant :

Cannabis,
Pulsatille,
Hepar,
Pœonia.

La médication est à peine instituée *intus* et *extra* que l'amélioration se dessine. L'iris revient rapidement sur elle-même, et la cicatrisation de la cornée se produit. Ajoutons que l'enfant fut sujet à des troubles cérébraux consécutifs (perte de la mémoire, divagation, il s'échappait brusquement pour courir comme un fou à travers les rues.) Ne doutant pas qu'ils ne fussent sous la dépendance de l'action continue de la belladone, j'administrai : opium 6$^{e}$, à diverses reprises. Tout rentra dans l'ordre.

Enfin, D... avant de subir le traitement qui devait le guérir si rapidement, se jetait avec une sorte d'avidité sur la graine de *chènevis*. Appétence bizarre sans doute mais en réalité fort compréhensible, puisque le chanvre se trouvait être un de ses médicaments nécessaires.

### INFLAMMATION DE LA MATRICE DES ONGLES.

Obs. XCI. — B..., brun, 42 ans. Sa santé est bonne habituellement. Il s'enrhume cependant assez facilement ; mais il présente aux mains et aux pieds une inflammation chronique de la matrice des ongles, dont il ne peut exactement préciser le début. Etant enfant au collége, il en souffrait déjà. L'ongle est dépoli, cottelé, rugueux; il présente une série de dépressions et de saillies perpendiculaires à l'axe des doigts. Seul l'annulaire de la main droite est indemne; tous les autres doigts sont plus ou moins fortement atteints.

M. B... a consulté toutes les notabilités médicales, aucun traitement ne l'a soulagé. Son mal augmente lentement, mais d'une façon continue.

Les symptômes sont pour ainsi dire nuls. Je prescris calcarea et sulfur à des dilutions diverses, puis enfin siliçea, lycopodium. A l'extérieur, lotions avec de l'eau boratée. Sous l'influence de cette médication, suivie pendant plus d'une année, les ongles ont paru s'améliorer légèrement. L'état est ensuite resté stationnaire et dans ces derniers mois il s'est aggravé. L'ongle a paru se creuser en se relevant à ses extrémités. La matrice en est boursouflée et une légère pression fait soudre quelques gouttelettes d'un liquide purulent.

Pourquoi ne pas utiliser ce produit morbide? Les essais répétés que j'ai faits sur les urines du malade ne m'ont donné aucun résultat. Où trouver un produit plus immédiat du mal que ce liquide purulent fourni par la matière de l'ongle ? On en recueille une petite partie que j'étends dans un peu d'eau distillée, et je tente de détruire tous les éléments que le microscope me fait apercevoir.

J'essaye ainsi en les mélangeant : alumina, antimonium, bovista, calc. carb., chelidonium, conium, graphites, hepar, mercure, natrum muriat., nitri ac., Paris quadrifolia, pulsat., phosphore, sabadilla, sepia, silice. thuya, rhus.

Quand enfin le mélange suivant :

Sabadilla,
Hepar.
Phosphore,
Potasse,
+ $SO^3$

me permet d'atteindre ce résultat si longtemps cherché.

Les médicaments ont été administrés à la 6ᵉ, 12ᵉ, et 30ᵉ dilution.

M. B... met ensemble dans un verre d'eau une goutte de chaque médicament dont il prend une gorgée tous les matins. Il fait également un mélange plus fort avec lequel il se lotionne chaque jour.

Deux mois se sont écoulés depuis ce changement dans la médication et l'amélioration est *évidente*. Elle est tellement nette que la guérison pour moi ne fait aucun doute. Elle sera cependant fort longue à obtenir en raison de l'ancienneté du mal.

### MYÉLITE CHRONIQUE.

Obs, XCII.— S..., 35 ans, cheveux noirs ; muqueuses pâles ; soignée jusqu'à 17 ans comme chloro-anémique ; réglée à 13 ans 1/2.

Maladies antérieures : { Rougeole (3 fois). Scarlatine, Chloro-anémie.

A 17 ans, menstrues trop abondantes et trop fréquentes. Vers cette époque, chute le long d'un escalier sur les reins, le dos et l'occiput. A partir de ce moment, douleurs névralgiques très-vives dans les tempes d'abord, puis au sommet de la tête. Sensation tantôt de brisement, tantôt de carie des os. Ces douleurs avaient également une sorte de périodicité, c'est ainsi qu'elles s'aggravaient vers les deux heures de l'après-midi.

A 22 ans, les règles sont abondantes avec caillots noirs, et viennent deux fois par mois. Mlle S... prend des bains ferrugineux qui aggravent son état.

A la suite de bains pris dans le lac de Saint-Maurice, les douleurs névralgiques de la tête quittent celle-ci, s'arrêtent sur les côtés où la malade se plaint d'éprouver une sensation de carie et se fixent enfin sur la colonne vétébrale.

Pendant huit mois, toute marche est impossible, et comme symptôme concomitant, le plus notable est une gastralgie persistante avec pesanteur, aigreur d'estomac. Les épaules, qu'elle ne peut baisser, sont comme soudées à l'occiput. La malade est comme *empalée*.

Vésicatoires, aggravation considérable ; sinapismes. Aggravation également marquée avec les eaux d'Auteuil et de Néris, mais ces dernières sont suivies d'une légère amélioration.

Mlle S... souffre depuis plus de douze ans. Le fer, le quinquina, le bromure de potassium, l'arsenic, l'opium, la belladone, la valériane, le sulfate de quinine et bien d'autres médicaments que je n'énumère pas, lui ont été prescrits.

7 décembre 1872. Au moment où je la vois, son état est le suivant : Mlle S... se traîne quelques pas appuyée sur une canne, le corps courbé, penché en avant ; ell- est presque aussitôt obligée de s'arrêter, de s'étendre sur un matelas dur sans oreiller, seule position suppore table pour elle.

Elle se plaint quand elle marche d'une douleur atroce de toute la colonne vertébrale, mais plus intense dans la région thoraco-cervicale.

Depuis quatre ou cinq ans, elle est obligée d'uriner très-souvent (5 ou 6 fois par heure) et très-peu chaque fois. L'urine la brûle au passage. Elle est pâle, mousseuse, quelquefois verdâtre. La malade transpire au moindre effort, et cette transpiration présente une odeur forte et désagréable, âcre, comme aigrelette, rappelant l'odeur de bière.

Manger la soulage ; elle se plaint d'un feu dévorant, d'un travail de rongement, de carie des os qu'elle a dans la colonne. A jeun ou quand elle fait maigre, cette impression est beaucoup plus forte et devient horriblement douloureuse. Cependant les féculents, les légumes, le pain, le vin et le café au lait lui font constamment du mal. Appétence pour les viandes saignantes, dégoût des corps gras.

Elle est, en outre, constipée, et toute selle naturelle ou provoquée détermine des douleurs atroces dans la colonne vertébrale ; monter les escaliers, marcher surtout, se tenir debout, se coucher sur le côté droit ou gauche, lui sont insupportables, et la plus légère imprudence amène une crise. Il est rare qu'elle passe une semaine sans en avoir. Ce que Mlle S... appelle ses crises ne sont que l'exaltation des symptômes précédents. En outre, les mâchoires se serrent, les paroles ne passent qu'en sifflant pour ainsi dire. Tout mouvement de la tête est impossible. Besoins d'uriner constants ; la crise dure plusieurs heures, la laissant ensuite dans une sorte d'anéantissement. Sa colonne, son cerveau surtout sont comme ramollis.

L'examen de la colonne vertébrale est des plus pénibles ; la pression des apophyses épineuses arrache des larmes à Mlle S...

Froid aux mains et aux pieds jusqu'aux genoux. Sensibilité plus obtuse des membres inférieurs. Elle ne peut porter aucun corps un peu lourd ; elle laisse très-facilement échapper ce qu'elle a dans les mains. Assez souvent, ses bras sont tenaillés, dit-elle.

En dépit de ses souffrances, l'état général n'est pas en apparence trop mauvais. La malade est triste, se plaint de perdre chaque jour la mémoire. L'étude, sa passion autrefois, lui est aujourd'hui refusée ; le moindre travail, toute conversation un peu suivie la fatigue et l'hébète.

J'ai rapporté plus haut les noms de quelques médicaments qui lui furent prescrits, mais tout ce qu'une polypharmacie sans méthode sûre peut imaginer, elle le prit.

Le premier médicament que j'ordonnai fut calcarea, carbonica, 30$^e$.

L'amélioration fut instantanée, mais passagère. Sulfur, 200$^e$, fit du mal. Je fis alors l'examen de l'urine ; celle-ci présente de grandes variations, mais elle laisse après quelques heures de repos un dépôt très-abondant d'urate de soude et d'ammoniaque ; elle est moins acide et moins dense ; d'autres fois complètement alcaline. Quand elle souffre beaucoup, l'odeur en est *caractéristique ;* c'est une odeur de bière en fermentation. Elle renferme toujours une grande quantité de phosphate ammoniaco-magnésien, du pigment noir, des globules sanguins, de la graisse, des tubes nerveux, les uns variqueux, les autres avec leur cylinder axis, des cellules nerveuses apolaires, uni et bipolaires.

En examinant à un grossissement de 500$^e$, l'urine presque aussitôt après son émission, je trouve souvent une quantité considérable de vibrions. Ceux-ci, qu'on rencontre dans toutes les urines en décomposition, s'observent également dans l'urine récemment émise de certains individus atteints d'affections chroniques. Il semble que ces infiniment petits vivent et se nourrissont de quelques-uns des éléments organiques venant des points malades.

Il faudrait un volume pour relater les tâtonnements, les recherches que nécessita cette maladie. Un jour j'administrai china, 6°, et le lendemain je constatais une aggravation énorme. L'urine était littéralement *verte*. Arnica et pulsatilla eurent toujours une action palliative ; phytolacca ; phosphorus indiqués par un de nos plus distingués confrères, ne modifièrent pas la situation, quand enfin la seule médication suivante ramena l'urine à son état normal, et, donnée à doses infinitésimales, procura un soulagement marqué et persistant :

Alumina,
Sambucus,
Arsenicum,
Kali + $SO_3$.

Tantôt je me contentais de faire respirer ces médicaments, et tantôt je les prescrivais à l'intérieur à de hautes dilutions.

Quelques mois plus tard, les agents réducteurs furent :

Baryta,
Staphysagria,
Nux v.,
Phosphore + $SO^3$.

Mademoiselle S... renaissait à la vie.

Plus tard encore :

Calcarea,
Baryta,
Phosphorus,
Bryone,

furent indiqués.

Je remplaçai alors le phosphore par l'huile de foie de morue à laquelle j'ajoutai une faible quantité de liniment oléo-calcaire. C'était là, en réalité, une véritable préparation homœopathique, dont la malade se trouva très-bien.

Dans ces derniers temps enfin, l'azotate de baryte et la staphysaigre se trouvaient être les agents curatifs. Aujourd'hui, Mademoiselle S... est encore malade, et des soins devront lui être continués de longs mois encore.

Mais quelle amélioration ! Plus de sueurs, plus d'incontinence d'urine, peu de constipation, marche dans la chambre d'abord, puis promenades au dehors possibles; crises rares et faibles. C'est une véritable transformation.

Obs. XCIII. — T..., 22 ans.

21 octobre 1874. Santé habituellement bonne; un frère mort phthisique; se sent moins bien depuis une huitaine de jours ; frissons; fièvre, 110 pulsations ; petite toux sèche ; point de côté à gauche ; souffle rude au sommet du poumon gauche. Est-ce une pneumonie du sommet déterminée par le froid ?

Potion avec kermès, teinture de bryone et d'aconit.

Les jours suivants, le souffle du sommet est moins marqué, le pouls plus faible, mais le point de côté est plus douloureux ; vésicatoire volant, pommade morphinée.

La jeune fille marche avec difficulté, en s'appuyant sur la partie antérieure de la plante du pied. Le mouvement devient bientôt impossible. Je constate alors un raccourcissement sensible de la jambe gauche. La malade n'étend le membre que très-difficilement, et le tient constamment fléchi ; en même temps, douleur assez vive à la partie interne et supérieure de la cuisse gauche ; autre douleur plus vive encore au niveau de la masse sacro-lombaire gauche, avec un point costal très-sensible à la pression.

Est-ce un mal de Pott ? est-ce une psoïte ?

25 novembre. Le Dr Léger, du Val-de-Grâce, appelé en consultation, diagnostique un mal de Pott.

Le 27. Son confrère, le Dr Paulet, confirme sans hésitation et d'une façon absolue ce diagnostic. Du reste, le doute n'est plus permis ; en deux jours, la tumeur s'est accusée d'une façon redoutable. Elle forme une saillie que la main peut embrasser. La fluctuation est manifeste bien que profonde.

Il s'agit là d'un abcès en nappe venant d'une carie osseuse. La sensibilité épiphysaire est assez obscure. Le pronostic est : mort à peu près certaine.

Le traitement est : fer, quinquina, huile de foie de morue, déjà prescrite, et viandes grillées.

J'exécute sans espoir cette prescription.

La tumeur devient chaque jour plus saillante.

Diarrhée plus forte le matin.

L'urine est trouble, d'un blanc laiteux. A peine émise, elle se décompose. Elle renferme une énorme quantité d'urates et de muco-pus.

Son analyse donne :

| | |
|---|---|
| — Chaux, | Elle est ramenée à son |
| — Potasse, | état normal par le mélange |
| — Sulfates, | suivant : |
| + Phosphates, | Hepar (foie de soufre), |
| + Chlorures. | Silice, |
| Densité plus grande. | Pulsatille. |

2 novembre. Ces médicaments sont donnés à la 30e, 6 globules dans 100 grammes d'eau, une cuillerée de chaque bouteille par jour.

Le 4. Est-ce une illusion ? La toux paraît moins sèche et moins fréquente, l'appétit se réveille.

Le 8. La diarrhée du matin persiste encore; l'urine dépose moins et se décompose moins vite. A l'intérieur capsules d'huile de foie de morue et boulettes de viande crue. Les règles ont manqué.

1er décembre. L'abcès est stationnaire.

Le 20. La diarrhée est arrêtée ; la tumeur est moins accusée ; Mlle T... se plaint de sueurs nocturnes.

L'urine examinée indique :

| | |
|---|---|
| + Chaux, | Hepar, |
| — Potasse, | Silice, |
| + Sulfates, | Phosphore, |
| — Phosphates, | détruisent les matières or- |
| + Chlorures. | ganiques qu'elle renferme. |

Densité normale.

Phosphore 30e est administré. La nuit même, les sueurs diminuent; elles n'ont pas reparu le lendemain.

Le 10. Une auréole rougeâtre se montre à la partie saillante de l'abcès; celui-ci s'ouvrira malgré nos efforts.

Les médicaments précédents sont continués, mais à la 200e dilution. De temps à autre, un jour de repos.

Enfin, après des alternatives diverses, la tache rouge pâlit et s'efface, la tumeur s'aplatit manifestement. Peut-être l'abcès ne s'ouvrira-t-il pas.

Une troisième analyse fournit les indications suivantes :

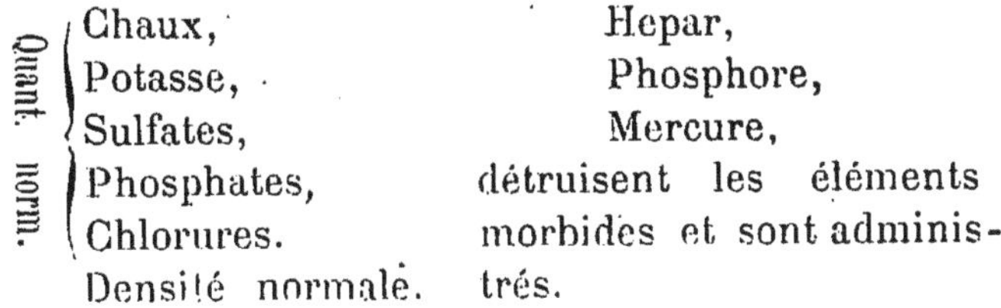

| Quant. norm. | | |
|---|---|---|
| | Chaux, | Hepar, |
| | Potasse, | Phosphore, |
| | Sulfates, | Mercure, |
| | Phosphates, | détruisent les éléments |
| | Chlorures. | morbides et sont adminis- |
| | Densité normale. | trés. |

24 janvier. Les époques sont revenues ; la santé est complètement rétablie ; plus de toux, de diarrhée, de sueur ; *plus d'abcès.*

Cette jeune fille doit évidemment la vie au traitement suivi. La précision mathématique avec laquelle le microscope et l'analyse chimique de l'urine ont fixé le choix des médicaments a été admirable et a déterminé le succès.

## CONCLUSION

En écrivant ce petit ouvrage dont mieux que tout autre nous connaissons les imperfections, nous avons sans doute désiré faire connaître ce qu'il nous avait été donné d'observer. Mais nous avons voulu surtout jeter un cri d'appel et signaler à nos confrères le fait incroyable, invraisemblable, mais vrai, de la présence constante dans l'urine d'éléments organiques venant des points malades. Ce fait signalé pour la première fois par Brunner, a pour corollaire cet autre fait que tout le monde peut vérifier : identité complète entre les médicaments véritablement indiqués par les symptômes et ceux que désigne l'expérimentation chimique.

Ces recherches, je ne dois pas le cacher, sont longues, et peut-être plus d'un praticien voulant nous imiter, reculera-t-il devant la perte de temps qu'elles entraînent.

Mais les observations se multipliant, des procédés de simplification seront mis au jour. La thérapeutique positive née du génie d'Hahnemann sera enfin créée, et ce sera certainement la plus grande des découvertes, puisqu'elle nous permettra de conserver le plus précieux de tous nos biens, la santé.

FIN.

# ERRATA

Page 45 ligne 14, *lisez* : phosphates, au lieu de phosphate.
— 63 — 10 — Observation XLIII au lieu de observation.
— 72 — 7 du tableau, *lisez* : Phosphate de chaux au lieu de Phosphates de chaux.
— » — 8 du tableau. Phosphate de soude au lieu de Phosphates de soude.
— 82 — 10 *lisez* : sulfur au lieu de sulfure.
— 88 — 18 — foule au lieu de force.
— 93 — 2 — crachats au lieu de crachat.
— » — 3 — mucosités au lieu de mucosité.
— » — 6 — or, au lieu de or.
— » — 21 — et la toux au lieu de ou la toux.
— 102 — 31 — iodium au lieu de iodure.
— 112 — 21 — phosphorées au lieu de phosphatées.
— 112 — 24 — phosphorus au lieu de phosphate.
— 119 — 25 — phthisiques au lieu de phthisies.
— 125 — 18 — T M 20 gouttes au lieu de I M 20 gouttes.
— 127 — 17 — la trophie au lieu de l'atrophie.
— 132 — 14 — conjonctivales au lieu de conjonctivites.
— 160 — 24 — préexistence au lieu de proexistence.

# TABLE ANALYTIQUE

---

Paris. Typ. A. Parent, rue Monsieur-le-Prince, 31.

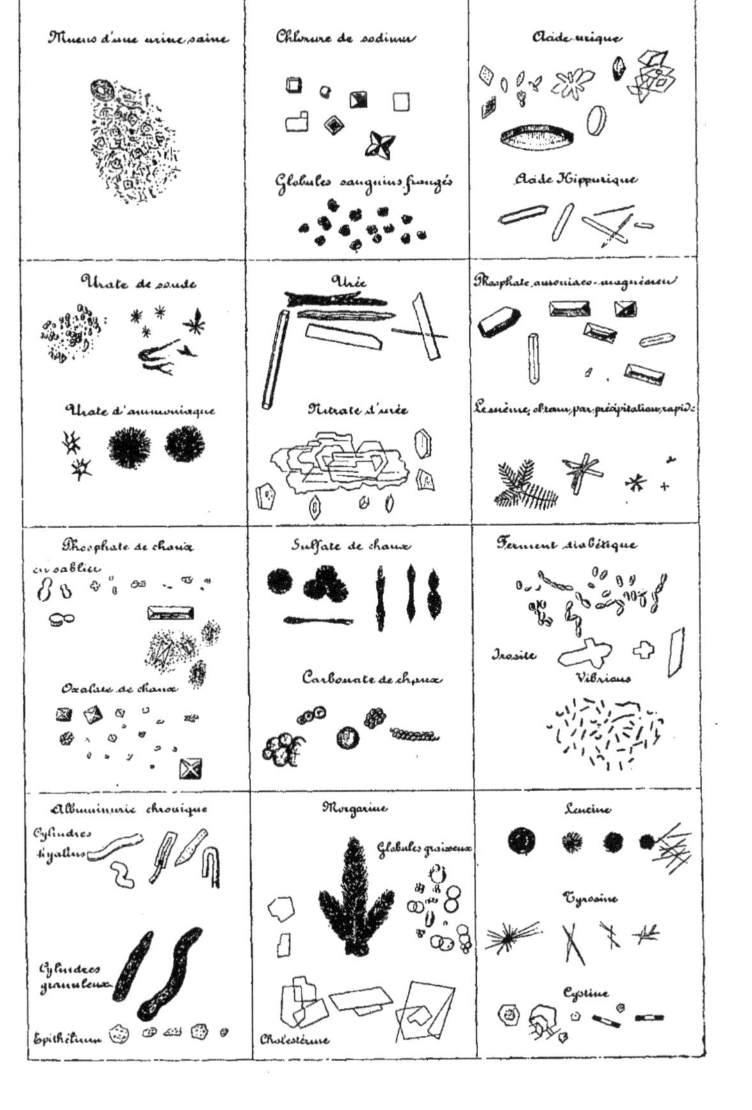

Mucus d'une urine saine
Chlorure de sodium
Acide urique
Globules sanguins frangés
Acide Hippurique
Urate de soude
Urée
Phosphate ammoniaco-magnésien
Urate d'ammoniaque
Nitrate d'urée
Le même, obtenu par précipitation rapide
Phosphate de chaux
en sablier
Sulfate de chaux
Ferment diabétique
Oxalate de chaux
Carbonate de chaux
Inosite
Vibrions
Albuminurie chronique
Cylindres hyalins
Cylindres granuleux
Epithélium
Margarine
Globules graisseux
Cholestérine
Leucine
Tyrosine
Cystine

www.ingramcontent.com/pod-product-compliance
Ingram Content Group UK Ltd.
Pitfield, Milton Keynes, MK11 3LW, UK
UKHW021053230726
13926UKWH00004B/1827

9 782016 183359